Michael Kurth Al Naqib

Ganzheitliche Heilung. Mein persönlicher Weg vom Krebs (zurück) ins Leben.

Entdecke die Kraft der Selbstbestimmung - Inspirierender Erfahrungsbericht und Wegweiser gegen Krebs. Meine Erkenntnisse nach 10 Jahren!

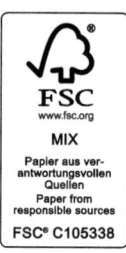

Bibliografische Information der Deutschen Nationalbibliothek:

Die Deutsche Nationalbibliothek verzeichnet diese Publikation in der Deutschen Nationalbibliografie; detaillierte bibliografische Daten sind im Internet über http://dnb.dnb.de abrufbar.

Herstellung und Verlag: BoD – Books on Demand, Norderstedt

ISBN: 9783758365423

In diesem bewegenden Buch teile ich meine ganz persönliche Reise der ganzheitlichen Heilung nach der Diagnose Krebs. Durch Höhen und Tiefen habe ich nicht nur gegen die Krankheit, sondern auch für mein eigenes Leben gekämpft. Dieser Erfahrungsbericht ist nicht nur ein Spiegel meiner eigenen Erfahrungen, sondern auch ein Wegweiser für alle, die sich in einer ähnlichen Situation befinden. Die Essenz meiner Botschaft ist einfach: "Wach auf und werde, wer du bist". Inmitten der Herausforderungen und Unsicherheiten des Lebens, insbesondere im Angesicht von Krankheit, ist es entscheidend, die eigene Verantwortung zu erkennen. Nicht mehr "Glaube nichts!" und "Hinterfrage alles!", sondern "Entdecke dich selbst!" und "Gestalte deine eigenen Spielregeln des Lebens!" sind die Schlüsselworte. Ich appelliere an dich: Werde zum Gestalter deines Lebens - trotz und mit der Diagnose und entdecke die Kraft der Selbstbestimmung und der ganzheitlichen Heilung.

„Jeder zarte oder laute Ton, gleich wo er klingt und schwingt, wenn du ihn brauchst, erreicht er dich.

Ein jedes Wort, gleich ob gesprochen oder in die Schrift gesetzt, erreicht dich dann, wenn es für dich bestimmt ist.

Nichts geht verloren, es fällt nur aus Raum und aus der Zeit und wirkt als Geistform dann ewig in der Unendlichkeit."

Lothar W. Göring (1932 - 1998)

Danksagung

Ich möchte meine Danksagung mit einem Zitat des französischen Dramatikers Molière beginnen: „Wenn sich eine Tür schließt, öffnet sich eine andere". Das Schicksal wollte es, dass wir zwischen der alten und der neuen Tür standen und Hilfe und Unterstützung brauchten, um unseren neuen Weg gehen zu können. Deshalb möchten wir uns an dieser Stelle bei zwei außergewöhnlich guten Menschen bedanken, die von Herzen bereit sind zu helfen, wenn jemand in Not ist.

Unser aufrichtiger Dank gilt dem Ehepaar:

Christine und Christian Eßletzbichler aus Purgstall in Niederösterreich, die uns auf unserem Weg begleitet und unterstützt haben. Ohne sie wäre es uns nicht möglich gewesen, diese neue Tür zu öffnen. Wir sind überwältigt von dieser Herzlichkeit und bedanken uns von ganzem Herzen!

Inas und Michael Kurth Al Naqib

Auf ein Wort

Im Jahr 2013 wurde ich mit der Diagnose Krebs konfrontiert. Mein Körper war erschöpft, und ich fühlte mich am Ende meiner Kräfte. Nach Wochen mit extremem Durchfall suchte ich ärztliche Hilfe und erhielt die niederschmetternde Diagnose. „KREBS!" An diesem Punkt wurde mir klar, dass dies nicht das Ende, sondern der Beginn eines neuen Lebensabschnitts war – eine Erkenntnis, die ich heute, während ich diese Zeilen verfasse, umso mehr bestätigen kann.

Damals war für mich klar, dass ich niemals aufgeben und mich meinem Schicksal stellen würde. Ich war bereit, selbstbestimmt zu leben oder zu sterben. Meine Botschaft an alle, die diese Zeilen lesen: Verliert nicht den Mut, auch wenn der Leidensweg und die Situation noch so schrecklich und unerträglich erscheinen.

Ich schreibe dieses Buch nicht, um genaue Anweisungen zu geben, was zu tun ist. Es ist für Menschen gedacht, die selbstbestimmt leben können. Ich teile meine persönlichen Erfahrungen und erzähle, wie es mir gelungen ist, krebsfrei zu werden. Gleichzeitig gebe ich Gedanken darüber wieder, wie ich heute handeln würde, sollte ich erneut mit der Krankheit konfrontiert werden.

Es ist entscheidend zu betonen, dass das "Ich" in diesem Buch der Autor ist und dass jeder Leser seinen eigenen Weg finden muss. Ich appelliere an dich, dich zu sammeln und aufzuhören, im Windschatten der Gesellschaft zu verharren. Es ist nicht alles Gold, was glänzt. Ohne kranke Menschen könnte die Pharmaindustrie nicht profitieren.

Mit diesem Buch reiche ich jedem Leser meine virtuelle Hand. Wie du diese Geste interpretierst, liegt in deiner eigenen Kraft und Stärke. Hier findest du meine Ansichten darüber, wie du deinen Körper zur Selbstheilung führen kannst, selbstbestimmt und eigenverantwortlich.

Ich schließe mit einem Zitat von Hippokrates, dem Urvater aller Ärzte: *»Wenn du nicht bereit bist, dein Leben zu ändern, kann dir nicht geholfen werden.«*

Herzliche Grüße,

Michael Kurth Al Naqib

PS: Durchgängig nutze ich das "Du", um eine persönliche und vertraute Atmosphäre zu schaffen. Es geht um deine persönliche Weiterentwicklung – näher, direkter und persönlicher.

Aktiv gegen Krebs

Dieses Buch ist das lang ersehnte Werk für Krebspatienten. Krebs bleibt eine Krankheit, die von Missverständnissen, Vorurteilen und Behandlungsfehlern durchzogen ist. Auch heute noch ist Krebs ein Rätsel. In diesem Kontext zitiere ich gerne den französischen Krebsspezialisten Professor Charles Mathe, der einmal sagte: *„Wenn ich an Krebs erkranken würde, würde ich mich auf keinen Fall in einem herkömmlichen Krebszentrum behandeln las-*

sen. Nur diejenigen, die sich von diesen Zentren fernhalten, haben eine Überlebenschance."

Meiner Überzeugung nach wird Krebs als eine ertragreiche Einnahmequelle auf Kosten der Betroffenen ausgenutzt. In diesem Buch kläre ich auf und zeige Wege auf, wie man diese Krankheit erfolgreich besiegen kann, wenn man konsequent seinen eigenen Weg sucht und findet.

Als ich damals an einem Barrett- und Magenkarzinom erkrankte, habe ich nicht nur alle vorhandenen Möglichkeiten der Schulmedizin ausgeschöpft, sondern auch alle neuesten wissenschaftlichen Erkenntnisse und Überlieferungen aus der vedischen Wissenschaft zu einer Therapie vereint. So entstand meine eigene 5-Säulen-Therapie, die mir half, meinen Krebs zu besiegen.

Dieser Weg ist nicht für jedermann geeignet, sondern nur für Menschen, die selbstbestimmt denken und handeln können. In den letzten Jahren habe ich mich intensiv mit dem Thema Krebs und alternativen Heilmethoden auseinandergesetzt und durfte viele Menschen treffen, die nach Hilfe suchten.

Heute behaupte ich, dass der Weg, den ich vor über 10 Jahren eingeschlagen habe, der beste Weg ist, um Krebs zu heilen. Wenn Körper, Geist und Seele im Einklang sind, wenn wir unserem Körper die richtige physische und geistige Nahrung zuführen, wenn wir uns kontinuierlich entgiften und unsere Zellen mit dem notwendigen Lebenselixier versorgen, werden die inneren Heilkräfte – unsere Selbstheilungskräfte – jede Krankheit in Schach halten.

Mehr dazu im Buch.

Impressum Fortsetzung © 2024 Michael Kurth Al Naqib

Medizinischer Haftungsausschluss: Der Inhalt dieser Publikation dient ausschließlich Informationszwecken. Er stellt keine medizinische Beratung dar und darf auch nicht als solche ausgelegt werden. Er kann daher den Rat eines Arztes oder einer anderen medizinischen Fachperson nicht ersetzen. Die Informationen in diesem Buch sind keine konkreten Ratschläge, sondern eine Darstellung wissenschaftlicher und empirischer Erkenntnisse. Das Buch wird veröffentlicht, um das Bewusstsein für wichtige Informationen zu schärfen und um Informationen zu erforschen, die von der etablierten medizinischen Gemeinschaft möglicherweise übersehen oder vernachlässigt wurden. Die Entscheidung, die in diesem Buch veröffentlichten Informationen zur Verbesserung der eigenen Gesundheit zu nutzen, liegt allein beim Leser, der die volle Verantwortung für alle Konsequenzen dieser Entscheidung übernimmt.

Verwendung der Veröffentlichungen in diesem Buch: Die Informationen basieren auf persönlichen Erfahrungen des Autors, wissenschaftlichen Langzeitstudien, aktuellen Forschungsergebnissen und der freien Meinungsäußerung des Autors. Die Verwendung dieser Informationen und die sich daraus ergebenden Konsequenzen liegen in der alleinigen Verantwortung des Lesers. Da der Autor keine Kontrolle über die Dosierung, Anwendung oder Nichtanwendung der verschiedenen Informationen oder Präparate durch den Leser hat, distanziert er sich ausdrücklich von möglichen Folgen. Da der individuelle physische und psychische Zustand des Lesers unbekannt ist, übernimmt der Autor keine Verantwortung für eventuelle Folgen.

Erklärung: Um sich rechtlich abzusichern, gibt der Autor folgende Informationen bekannt: Gemäß den gesetzlichen Bestimmungen distanziert er sich von allen Inhalten der Quellen sowie Aussagen über Naturheilverfahren, Naturheilmittel, Heilung bestimmter Krankheiten sowie überwiegend negativen Aussagen über Schulmedizin, Pharmaindustrie, Chemiekonzerne, Agrarindustrie, Lebensmittelindustrie, Lobbyisten und Akteure der Gesundheitspolitik. Alle Inhalte stammen aus öffentlich zugänglichen und wissenschaftlich neutralen Quellen, einschließlich unabhängiger Studien und Statistiken. Die Erstellung, Bearbeitung und Überprüfung einiger Texte erfolgte mit Hilfe und Unterstützung künstlicher Intelligenz (KI).

Inhaltsverzeichnis

Hippokrates von Kos war ein griechischer Arzt und Lehrer. Er gilt als der berühmteste Arzt der Antike und als "Vater der (modernen) Medizin".

Er sagte:

„Bevor du jemanden heilst, frag ihn,

ob er bereit ist, die Dinge aufzugeben,

die ihn krank gemacht haben."

Vorwort

Ich könnte Tausende von Seiten mit Erklärungen füllen, Zusammenhänge erläutern und mich bemühen, evidenzbasierte wissenschaftliche Erkenntnisse darzustellen. Doch ich verzichte bewusst darauf. Warum? Weil ich alles so einfach und verständlich wie möglich ausdrücken möchte, ohne Umschweife, damit es jeder begreift, unabhängig von seinem Wissensstand.

Dieses Buch ist für dich geschrieben, nicht für Professoren, Doktoren oder Schlauberger, die dem System treu ergeben sind. Es richtet sich nicht an diejenigen, die erst aufwachen, wenn ihre Lehrbücher keine Antworten mehr geben und ihre letzten Tage eingeläutet sind. Diese Menschen laufen mit Scheuklappen durch die Welt, die ihnen erklärt und vorgelebt wurde.

In den letzten Jahren hatte ich das Vergnügen, über meine private Krebs-Hotline mit Ärzten zu sprechen, die erkannt haben, dass sie mit dem Rücken zur Wand stehen, weil sie selbst betroffen waren. Einhellig hörte ich: "Ja, du (ich) hast Recht. Das ist alles logisch, aber wenn ich (der Arzt) das anwenden würde, hätte ich meine Approbation verloren. So haben wir das nicht gelernt."

Lass mich hier etwas abschweifen und dich an einem Gespräch teilhaben lassen, das ich mit einem Arzt führen konnte. Vor einigen Jahren rief mich ein Internist an, der mehrere Wochen auf der Intensivstation verbracht hatte. Mehrere Tage hintereinander stellte er Fragen und nach jeder Antwort von mir sagte er: "Sie (ich) haben Recht, so ist es! Nur so kann es sein!" Nach intensiven Fragestunden fragte er mich jedes Mal, ob er noch einmal anrufen dürfe. Das Frage-Antwort-Spiel wiederholte sich über mehrere Tage. Nach vier Tagen verabschiedeten wir uns glücklich; der Internist hatte keine Fragen mehr, und ich wusste, dass ich einem Menschen die Augen öffnen konnte. Übrigens, der Internist lebt heute noch.

Daher appelliere ich an alle Betroffenen, die Götter in Weiß nicht zu verurteilen. Wir alle sind seit der Grundschule konditioniert worden. Auswendig lernen ohne zu hinterfragen sollte die Basis für die meisten von uns sein. Doch wie immer gibt es auch unter uns Ausnahmen.

In diesem Buch versuche ich, dir die Zusammenhänge so einfach wie möglich darzustellen, damit du selbst darüber nachdenken kannst. Dank Dr. Google und vielen Publikationen hast du die Möglichkeit, dir selbst ein Bild davon zu machen, was für dich stimmig ist. Ich wünsche dir dabei eine glückliche Hand und alles Gute.

Was ich noch loswerden muss, ist die Tatsache, dass unser System uns bei allen alternativen Heilmethoden finanziell im Stich lässt. Da ist man selbst gefordert. Jeder muss schauen, was er macht und wozu er bereit ist. Aber rennt nicht zu irgendwelchen Gurus (damit meine ich Scharlatane in Weiß), die den armen, verängstigten Patienten hemmungslos tausende Euro für Pseudobehandlungen aus der Tasche ziehen. Ich glaube, dass jeder Mensch auf diesem Planeten in der Lage ist, sich selbst zu helfen. Suche den Kontakt zu deinem inneren Arzt und zu Gott. Diese beiden wissen, wenn dein irdisches Leben nicht enden soll, eine Lösung für dich.

In den folgenden Kapiteln teile ich konkrete Erfahrungen und Erkenntnisse mit, die mir auf meinem Weg zur ganzheitlichen Heilung geholfen haben. Diese Einsichten sollen nicht nur als Inspiration dienen, sondern auch als praktischer Leitfaden für alle, die sich auf ihrem eigenen Weg zur Heilung befinden. Denn nach einem Jahrzehnt der Veränderung und des Suchens weiß ich heute mehr denn je, dass die Wahl natürlicher Produkte ein entscheidender Schlüssel zu einem gesunden und erfüllten Leben ist.

In diesem Buch versuche ich, Wege aufzuzeigen. Aber gehen musst du sie allein! Wenn du diesen Weg gehen willst, wünsche ich dir schon heute alles Gute, Gottes Gnade und Segen. Lege dein Leben in Gottes Hand - das kann der Anfang vom Ende deiner Krankheit und deines alten Lebens sein.

Warum habe ich es geschafft?

Meine Mutter pflegte stets zu sagen: *"Verlasse dich auf andere – und du wirst verlassen!"* Dadurch wurde mir klar, dass ich die Initiative ergreifen musste, um zu überleben. Ich wurde zum Autodidakten, stellte mir unentwegt Fragen und suchte nach Antworten, bis ich die Zusammenhänge verstand.

Es sei angemerkt, dass meiner Meinung nach in den letzten Jahrhunderten bereits alles gedacht und gelöst wurde. Doch vieles passt nicht ins System, und manches durfte nicht das Licht der Welt erblicken.

Heute kann ich dir mitteilen, dass viele hunderte unbelehrbare Wissenschaftler, die glaubten, der Menschheit zu helfen, plötzlich und unerwartet verstorben sind. Ein Professor für Onkologie erklärte seinen Studenten: *"Wenn Sie die Sterberate bei Krebs um ein paar Prozent reduzieren können, werden Sie geehrt. Wenn Sie Krebs heilen können, werden Sie erschossen!"* Um unser System noch deutlicher zu verdeutlichen, möchte ich ein Zitat von Rudolf Virchow, einem deutschen Pathologen, Anthropologen, Prähistoriker und Politiker, einfügen. Er sagte: *"Zwei Dinge pflegen den Fortschritt der Medizin aufzuhalten: Autoritäten und Systeme."* Übrigens erlangte Virchow mit seiner Zellularpathologie und seinen Forschungen zur Thrombose Weltruhm!

Noch deutlicher äußerte sich Prof. Dr. Pauling, zweifacher Nobelpreisträger und Begründer der orthomolekularen Medizin. Er sagte: *"Jeder sollte wissen, dass der Krieg gegen den Krebs größtenteils ein Betrug ist!"*

Nun sollte jeder verstehen können, woher der Wind in unserem System weht, das nur von Geld und Profit geprägt ist.

Um dies humorvoll zu verdeutlichen, stelle sich jeder vor, was in unserer Gesellschaft passieren würde, wenn alle wesentlichen Erkenntnisse der Wissenschaft jedem zugänglich wären. Die Menschen würden gesund alt werden, die Rentensysteme implodieren, die Krankenkassen müssten in Gesundheitskassen umbenannt werden. Um nicht weiter abzuschweifen, zitiere ich hier Prof. Dr. Friedrich F. Friedmann, einen deutschen Mediziner und Pionier der Tuberkuloseforschung. Er brachte es auf den Punkt, indem er sagte: *"Der letzte Grund des Widerstandes gegen eine Neuerung in der Medizin ist immer der, dass hunderttausende von Menschen davon leben, dass etwas unheilbar ist."*

Nun aber zurück zu mir. Bedeutende Persönlichkeiten, Wissenschaftler, Forscher und Individualisten aus der Vergangenheit gaben mir Antworten auf meine Fragen, wobei die meisten vom jeweiligen System ausgegrenzt und geächtet wurden.

Damit du siehst, wie ich begonnen habe, mich dem komplexen Thema zu nähern, lasse ich dich an einigen Fragen teilhaben, die mir in den Sinn kamen.

Warum leben Menschen in einigen Regionen der Welt viel länger als der Durchschnitt? Was machen sie anders? Woran liegt das? Warum erreichen in Japan die meisten Menschen ein hohes Alter? Warum leben dort mehr als 90.000 Menschen, die älter als 100 Jahre sind? Warum wurden die Menschen im Hunzatal, bevor die "Zivilisation" kam, 150 Jahre alt? Was war das Besondere im Hunzatal? War es die Ernährung? War es das reine Bergwasser? Was war das Besondere an ihrem Wasser? Was ist falsch mit unserem Trinkwasser? Gibt es Heilquellen auf der Welt? Was ist das Besondere an diesem Wasser? Warum sterben Zellen im Körper? Warum mutieren Zellen im Körper? Wie viele Zellen hat ein Mensch? Wie viele Zellen sterben täglich? Regenerieren sich unsere Zellen im Körper? Was muss man tun, damit Zellen ohne Stress leben? Wie kann man die Selbstheilungskräfte ankurbeln? Woraus besteht eigentlich der menschliche Körper? Stimmt es, dass wir ca. zu 70% aus Wasser bestehen?

Um dich nicht zu langweilen, höre ich hier nun auf. Ich wollte dir mit den letzten Sätzen nur verdeutlichen, wie ich vorgegangen bin. Mir schossen unzählige Fragen durch den Kopf, und viele konnte ich mir erst nach 10 Jahren verständlich erklären. Doch eines weiß ich: Unser Schöpfer hat das System "Mensch" perfektioniert. Unsere Selbstheilungskräfte sind exorbitant. Ein kleines Beispiel? Eine Schnittwunde am Finger ist kurz schmerzhaft und ärgerlich, aber lässt sich anstandslos selbst versorgen. Man lässt Wasser darüber laufen, um den Dreck abzuspülen, und versorgt den Bereich mit einem Pflaster. Sofern man keine Sehnen oder Nerven durchtrennt hat, war es das. Nach kurzer Zeit ist die Schnittwunde verschwunden und durch neue Hautzellen repariert worden. Daran kann man sehen, dass unser menschlicher Körper in der Lage ist, defekte oder fehlende Zellen wieder zu ersetzen.

Ein anderes Beispiel? Unsere Leber kann nach einer Verletzung oder operativen Teilentfernung nachwachsen. Schon nach einem halben Jahr hat die Leber wieder ihre ursprüngliche Größe erreicht. Alle Zellen unseres Körpers können nachwachsen. Man muss unserem Körper nur dabei helfen. Jeden Tag sterben in unserem Körper zwischen 50 und 70 Milliarden Zellen ab und werden ersetzt.

Alle 7 Jahre soll sich der gesamte menschliche Körper komplett erneuert haben. Wobei das meiner Meinung nach bei einer Krankheit nicht so wichtig ist. Ich wollte nur zeigen, dass unser Körper Zellen erneuert.

Durch diesen Selbstmechanismus der Zellerneuerung kann sich unser innerer Arzt um unsere Selbstheilung kümmern und Probleme lösen. Das geht natürlich nicht auf Knopfdruck, das geht auch nicht, wenn man ein paar Mal geschlafen hat, das kann ein extremer Kampf sein, mit offenem Ausgang. Jede Krankengeschichte ist anders, aber hoffnungslos ist nach meiner Meinung nichts. Man darf nur keine Angst haben. Körper, Geist und Seele stärken und an der einen oder anderen Stelle nachjustieren und dann könnte es, wenn Gott mitspielt, gelingen.

Die Wissenschaft der Ganzheitlichen Heilung

In den Tiefen der medizinischen Geschichte gibt es herausragende Persönlichkeiten, deren bahnbrechende Erkenntnisse die Art und Weise, wie wir Krankheiten betrachten, nachhaltig verändert haben. Dr. Alexis Carrel ist zweifellos eine solche Ikone, dessen Verdienste auf dem Gebiet der Gefäßchirurgie ihm im Jahr 1912 den Nobelpreis für Medizin einbrachten. Seine wegweisenden Studien, insbesondere die Kultivierung eines Hühnerherzens über einen erweiterten Zeitraum, legten den Grundstein für ein tieferes Verständnis der Zellbiologie.

Die Essenz seiner Forschung fokussierte sich auf die extrazelluläre Flüssigkeit und deren essentielle Bedeutung für die Zellen. In diesem Zusammenhang kam Carrel zu einer bemerkenswerten Schlussfolgerung, die auch heute noch von Bedeutung ist. Er glaubte, dass Tumore entstehen, wenn die Wasserstruktur innerhalb der Zellen gestört ist. Dieser bahnbrechende Gedanke öffnete die Türen zu einer ganzheitlichen Betrachtungsweise von Krankheiten, insbesondere von Krebs.

Nach meinen persönlichen Erfahrungen und intensiven Recherchen bin ich zu dem Schluss gekommen, dass die Wasserstruktur eine entscheidende Rolle in unserem Kampf gegen Krebs spielt. Es scheint, dass nur hexagonales Wasser in der Lage ist, die Aquaporine – die Wasserkanäle in den Zellmembranen – effektiv zu durchdringen. Dieser Aspekt wurde für mich zu einem Schlüsselverständnis auf meinem Weg der Ganzheitlichen Heilung.

Die Erkenntnis, dass die Qualität des Wassers, das wir täglich zu uns nehmen, einen direkten Einfluss auf die Zellgesundheit hat, führte mich zu der Überzeugung, dass basisches Wasser eine essenzielle Rolle in unserem Hydratationsprozess spielt. Die richtige Hydrierung des Körpers mit basischem Wasser unterstützt nicht nur den Erhalt einer optimalen Wasserstruktur innerhalb der Zellen, sondern fördert auch die Ausscheidung von Säuren und Toxinen.

Meine persönliche Reise, die mich vom Schock der Krebsdiagnose zurück ins Leben führte, wurde maßgeblich von der Integration dieser Erkenntnisse geprägt. Tägliche Praktiken, wie die bewusste Auswahl von hexagonalem Wasser und die Aufrechterhaltung eines basischen Milieus im Körper, wurden zu Eckpfeilern meiner Ganzheitlichen Heilung.

Dieses Kapitel ist nicht nur ein Rückblick auf die wegweisenden Erkenntnisse von Dr. Alexis Carrel, sondern auch eine Einladung, die Bedeutung der Wasserstruktur

in unserem eigenen Kampf gegen Krankheiten zu erkennen.

Möge dieses Wissen uns auf unserem Weg der Heilung und des Lebens begleiten, um die Grundlagen einer ganzheitlichen Gesundheit zu legen. Auf das Wasser, das meiner Meinung nach mein Leben gerettet hat, werde ich in einem späteren Kapitel näher eingehen.

Das faszinierende Zusammenspiel der Zellen

Die menschliche Existenz ist ein faszinierendes Geflecht von Milliarden von Zellen, die harmonisch zusammenarbeiten, um den Körper am Leben zu erhalten. In meinem persönlichen Weg der ganzheitlichen Heilung spielte das Verständnis dieses beeindruckenden Zellorchesters eine entscheidende Rolle. Lasse uns eintauchen in die Welt der Zellen, ihre Anzahl im menschlichen Körper und das erstaunliche Spiel von Geburt und Tod, das sich in jeder Sekunde abspielt.

Der menschliche Körper besteht im Durchschnitt aus etwa 37,2 Billionen Zellen. Diese winzigen Bausteine formen Gewebe, Organe und schließlich den gesamten Organismus. Doch noch beeindruckender ist die Art und Weise, wie sie miteinander kommunizieren und kooperieren, um das komplexe Zusammenspiel des Lebens aufrechtzuerhalten.

Im Laufe meines persönlichen Kampfes gegen den Krebs wurde mir bewusst, dass Zellen nicht statisch sind. Tatsächlich erlebt der menschliche Körper eine kontinuierliche Dynamik von Zellveränderungen. Schätzungen zufolge sterben und werden etwa 50 bis 70 Milliarden Zellen pro Tag ersetzt. Dieser regenerative Prozess ist ein essentieller Teil des Lebens, eine Art ständiger Neubeginn auf zellulärer Ebene.

Es ist faszinierend zu bedenken, dass jede Sekunde Millionen von Zellen in unserem Körper sterben und wieder neu geboren werden. Dieser ständige Zyklus der Regeneration ermöglicht es uns, uns den Herausforderungen des Lebens anzupassen und auf Veränderungen zu reagieren. Doch in diesem Zusammenhang entstand auch die Frage: **Was geschieht, wenn dieser sensible Prozess gestört wird?**

Die Forschung hat gezeigt, dass bei bestimmten Krankheiten, wie Krebs, das Gleichgewicht zwischen Zelltod und -erneuerung gestört sein kann. In meinem eigenen Erfahrungsschatz war es von entscheidender Bedeutung zu verstehen, wie ich durch gezielte Maßnahmen diese Balance wiederherstellen konnte. Von der Ernährung über den Lebensstil bis hin zur mentalen Einstellung – alles spielte eine Rolle bei der Förderung der optimalen Funktion meiner Zellen.

Dieses Kapitel ist nicht nur ein Blick in die faszinierende Welt der Zellen, sondern auch ein Aufruf, die Bedeutung der Pflege und des Respekts gegenüber diesem lebendigen Gewebe zu erkennen. Auf meinem Weg der ganzheitlichen Heilung wurde mir klar, dass das Verständnis und die gezielte Unterstützung des Zellgeschehens entscheidend sind, um nicht nur den Krebs zu überwinden, sondern auch ein erfülltes und gesundes Leben zurückzugewinnen.

Die lebensspendende Kraft des Wassers

D as Element Wasser, eine Quelle des Lebens und eine oft unterschätzte Kraft auf dem Weg der ganzheitlichen Heilung. Als ich mich auf meine eigene Reise der Genesung begab, wurde mir die Bedeutung des Wassers für den menschlichen Körper in all seiner Tiefe bewusst.

Der menschliche Körper besteht zu einem erheblichen Teil aus Wasser, und es ist nicht übertrieben zu sagen, dass Wasser die Essenz des Lebens ist.

Ungefähr 60% unseres Körpers bestehen aus Wasser, und diese lebensspendende Flüssigkeit ist in nahezu allen Zellen, Geweben und Organen präsent.

Es mag auf den ersten Blick simpel erscheinen, aber die Art und Weise, wie das Wasser in unseren Körper gelangt und mit unseren Zellen interagiert, ist von entscheidender Bedeutung für unsere Gesundheit. Wasser ist nicht nur ein passiver Bestandteil unseres Körpers; es ist ein dynamischer Akteur, der eine Reihe lebenswichtiger Funktionen erfüllt.

Der Tanz des Wassers in unserem Körper

Unsere Zellen sind wie kleine Meisterwerke der Natur, und Wasser spielt in ihrem Funktionieren eine Schlüsselrolle. Durch den Prozess der Osmose gelangt Wasser durch die Zellmembranen und unterstützt so den Transport von Nährstoffen und die Entsorgung von Abfallprodukten. Diese feine Balance ist entscheidend für das reibungslose Funktionieren unserer Zellen.

Der Wassergehalt in den Zellen beeinflusst auch maßgeblich ihre Struktur und Funktion. Eine ausreichende Hydratation fördert die Flexibilität der Zellmembranen und optimiert den zellulären Stoffwechsel. In meinem eigenen Heilungsprozess erkannte ich die Wichtigkeit, meinem Körper die notwendige Menge Wasser zuzuführen, um diese Prozesse zu unterstützen.

Wasser als Reinigungsquelle

Ebenso wie Wasser die Zellen erreicht, spielt es eine entscheidende Rolle bei der Entgiftung des Körpers. Der Krebskampf lehrte mich, wie wichtig es ist, Giftstoffe aus meinem System zu eliminieren. Wasser fungiert als natürlicher Reiniger, der Toxine aus dem Körper spült und so den Weg für eine ganzheitliche Heilung ebnet.

Die bewusste Wasserzufuhr

Meine persönlichen Erfahrungen haben mich gelehrt, dass die bewusste Steuerung meiner Wasserzufuhr einen erheblichen Einfluss auf meine Gesundheit hatte. Ein ausgewogenes Verhältnis zwischen Trinkwasser und wasserreichen Lebensmitteln war entscheidend, um meinen Körper zu unterstützen.

Auf meinem Weg der ganzheitlichen Heilung wurde mir klar, dass das Wasser nicht nur eine physische, sondern auch eine metaphorische Bedeutung trägt. Es symbolisiert

Fluss, Reinigung und Erneuerung – ein stetiger Begleiter auf dem Pfad zurück ins Leben.

In den nächsten Kapiteln werde ich tiefer in die verschiedenen Aspekte meiner Heilungsreise eintauchen. Das Wasser bleibt dabei stets ein treuer Begleiter auf meinem Weg zur Ganzheitlichkeit.

Die 5 Säulen meiner Heilung

I n meinem ersten Buch "Ich besiegte meinen Krebs. Sie können das auch!" habe ich meine persönliche Erfahrung mit dem Sieg über den Krebs geteilt. Für diejenigen, die es nicht gelesen haben, möchte ich kurz auf die 5-Säulen-Therapie eingehen, die mir geholfen hat, krebsfrei zu werden. Hier ist eine Zusammenfassung, um nicht zu sehr ins Detail zu gehen.

Säule 1: Cherry picking in der Schulmedizin

Am Anfang meiner Reise suchte ich Sicherheit, ohne mich jedoch bedingungslos der Schulmedizin zu überlassen. Analytische Messergebnisse boten mir die Flexibilität, auf meine Weise zu reagieren.

Säule 2: Back to the roots – zurück zu den Ursprüngen.

Reset aller „falschen" Verhaltensmuster. Affirmationen für eine positive Zukunft Eine komplette Umkonditionierung meiner Verhaltensmuster war für mich unerlässlich. Ohne sie hätte ich den Krebs niemals besiegt.

Säule 3: Absolute Entgiftung des Körpers, Aktivierung des inneren Arztes

Die rasche Entgiftung meines Körpers ermöglichte mir, meinen inneren Arzt zu aktivieren. Eine über 5000 Jahre alte Heilkunst spielte dabei eine entscheidende Rolle.

Säule 4: Ernährung, komplette Umstellung aller Nahrungsmittel und Getränke

Die Ernährung war anfangs nicht kriegsentscheidend, aber im Verlauf meiner Heilung gewann sie an Bedeutung. Eine ausgewogene, gesunde Ernährung ist entscheidend für einen gut funktionierenden Organismus.

Säule 5: Stärkung der Selbstheilungskräfte durch Meditation

Meditation war essenziell, besonders wenn sie in Verbindung mit den vorangegangenen Säulen angewendet wurde. Ihre Bedeutung wächst mit dem Zustand der Gesundung.

Diese 5 Säulen bildeten die Grundlage meiner Heilung. Ihre unbewusste Auswahl führte zu einer Reihenfolge, die mich krebsfrei werden ließ. Jede Säule hatte ihre Bedeutung und Rolle in meinem Heilungsprozess.

Nach meiner Gesundung erkannte ich, dass ab diesem Punkt nur noch zwei Säulen notwendig sind: Säule 4 und Säule 5. Eine ausgewogene Ernährung ist für einen gut funktionierenden Organismus unerlässlich. Aber der wichtigste Teil einer gesunden Zukunft liegt in der Verschmelzung von Geist und Seele.

Die Harmonie von Körper, Geist und Seele

Für langfristige Gesundheit ist es entscheidend, Geist und Seele zu verschmelzen. Der Geist sollte nur mit reinen Informationen gefüttert werden, und Gedanken sowie Gefühle müssen rein und sauber sein. Diese Harmonisierung führt zu täglicher Gesundheit, bei der der Geist führt und der Körper folgt.

Daraus ergibt sich, dass Säule 4 im Alltag 40% zu meinem Wohlergehen beiträgt, während Säule 5 meiner Meinung nach 60% garantiert. Für diejenigen, die das belächeln, erinnere ich daran:

„Qui sanat vincit" („Wer heilt, hat recht!").

Ich bin kein Theoretiker, sondern ein Praktiker. Meine Erfahrung durch alle Phasen der Krebserkrankung hat mich dazu gezwungen, meine 5-Säulen-Krebstherapie zu entwickeln und zu perfektionieren. In diesem Buch teilte ich meine Erkenntnisse nach 10 Jahren und ermutige Sie, selbst zu denken und Fragen zu stellen. Denn am Ende des Tages gilt: "Qui sanat vincit." Wer heilt, hat recht.

Wer sich für mein erstes Buch interessiert, findet hier einen QR-Code mit Link zu BOD. Dort wurde das Buch: "Ich besiegte meinen Krebs. Sie können das auch! Wie? Erzählt Michael in diesem Buch. 7 Jahre sind vergangen. Michael ist krebsfrei! von meiner Frau veröffentlicht".

Die unsichtbare Bedrohung - Freie Radikale und ihre Rolle im Körper

Als ich vor mehr als einem Jahrzehnt mit meiner Krebserkrankung konfrontiert wurde, begann für mich eine tiefe Reise nicht nur durch die schulmedizinische Behandlung, sondern auch durch die Welt der ganzheitlichen Heilung. Ein zentraler Punkt meiner Erkenntnisse während dieser Zeit war das Verständnis von "Freien Radikalen" und deren Auswirkungen auf unseren Körper.

Doch was sind eigentlich diese „Freien Radikale", von denen so oft die Rede ist? Vereinfacht gesagt sind freie Radikale instabile Moleküle, die in ihrer äußeren Hülle ein einzelnes ungepaartes Elektron tragen. Diese instabile Struktur macht sie zu wahren Räubern im Körper. Sie sind auf der Suche nach einem fehlenden Elektron und bereit, es sich von anderen Molekülen zu schnappen.

In meinem persönlichen Kampf gegen den Krebs habe ich gelernt, dass diese freien Radikale im Körper nicht zu unterschätzen sind. Sie können Elektronen aus gesunden Zellen stehlen und dadurch eine Kaskade von schädlichen Reaktionen auslösen. **Wenn sie zum Beispiel Elektronen von DNA-Molekülen in Zellen stehlen, können sie Mutationen verursachen, die den Weg zu Krebszellen ebnen.**

Was passiert also, wenn freie Radikale zu mächtig werden? Die Antwort liegt in den Schäden, die sie anrichten können. Ein übermäßiger Angriff durch Freie Radikale kann zu so genanntem oxidativem Stress führen, der wiederum Zellen, Gewebe und Organe schädigt. Diese Schäden werden häufig mit verschiedenen Krankheiten in Verbindung gebracht, darunter auch Krebs.

Auf meinem Weg zur ganzheitlichen Heilung habe ich gelernt, dass der Körper über Mechanismen verfügt, um freie Radikale zu neutralisieren. **Eine entscheidende Rolle spielen dabei die Antioxidantien.** Diese Substanzen sind in der Lage, freie Radikale abzufangen und deren schädliche Wirkung zu minimieren. Eine ausgewogene Ernährung und Flüssigkeitszufuhr, die reich an Antioxidantien ist, sowie ein gesunder Lebensstil können also dazu beitragen, die schädlichen Auswirkungen der Freien Radikale zu reduzieren.

Zu meinem Wegweiser im Kampf gegen Krebs gehört auch der Rat, auf die eigene Ernährung und Lebensweise zu achten. Die bewusste Integration von antioxidativen Lebensmitteln, regelmäßiger Bewegung und Stressmanagement können eine wichtige Rolle spielen, um den Körper vor den schädlichen Auswirkungen freier Radikale zu schützen.

Dieses Verständnis von freien Radikalen und ihren Auswirkungen war für mich ein Schlüsselaspekt auf meiner persönlichen Reise zurück ins Leben. Es hat mir die Möglichkeit gegeben, aktiv an meiner eigenen Gesundheit teilzuhaben und ganzheitliche Ansätze in meinen Genesungsprozess zu integrieren.

Durch einen japanischen Arzt bin ich auf ein medizinisch zertifiziertes Gerät aufmerksam geworden, das unser Leitungswasser zu Hause in reines Trinkwasser verwandelt. Dabei entsteht eine sehr hohe Konzentration an molekularem Wasserstoff (H2). Dieser wirkt als starkes Antioxidans, diffundiert schnell durch Zellmembranen und kann durch seinen Elektronenüberschuss freie Radikale im Körper reduzieren. Diese im Trinkwasser produzierten Antioxidantien sind chemische Verbindungen, die helfen, freie Radikale im Körper zu neutralisieren und so Zellschäden zu verhindern oder zu verringern.

2 Gläser von diesem Trinkwasser enthalten etwa so viele Antioxidantien wie 2.300 Gramm Heidelbeeren. Ich trinke mindestens 10 Gläser am Tag und schütze mich so vor neuen Angriffen durch freie Radikale. Darin sehe ich meinen Erfolg. Ich bin seit 10 Jahren krebsfrei, weil ich davon überzeugt bin, dass ich den freien Radikalen ein Schnäppchen geschlagen habe.

In den nachfolgenden Kapiteln werde ich weitere Aspekte meiner Erfahrungen und Erkenntnisse teilen, um anderen Menschen auf ihrem Weg gegen den Krebs Orientierung zu geben.

Die Rolle der Antioxidantien im Kampf gegen den Krebs

Ich beschreibe hier einige Schlüsselbegriffe für eine ganzheitliche Heilung.

Antioxidantien und der ORP-Wert:

In den letzten Jahren meines persönlichen Heilungsweges habe ich tiefe Einblicke in die Welt der Antioxidantien und ihre Bedeutung im Kampf gegen Krebs gewonnen. Diese Erkenntnisse haben nicht nur meinen Weg beeinflusst, sondern sich auch als entscheidender Bestandteil meiner ganzheitlichen Heilung herausgestellt.

Antioxidantien und ihre Schutzfunktion:

Antioxidantien sind Moleküle, die schädliche freie Radikale im Körper neutralisieren können. Freie Radikale sind instabile Moleküle, die Zellen schädigen können und als Mitverursacher von Krebs gelten. Durch eine Ernährung, die reich an Antioxidantien ist, können wir unseren Körper dabei unterstützen, sich vor diesen schädlichen Einflüssen zu schützen. Obst, Gemüse, Nüsse und bestimmte Gewürze sind gute Quellen für Antioxidantien.

Der ORP-Wert als Maß für antioxidative Kraft:

ORP steht für Oxidations-Reduktions-Potential und misst die Fähigkeit eines Stoffes, Oxidationsprozesse zu hemmen. Ein negativer ORP-Wert zeigt an, dass eine

Substanz antioxidative Eigenschaften besitzt. Während meines Genesungsprozesses wurde mir bewusst, dass die Einführung von Nahrungsmitteln und Getränken mit einem negativen ORP-Wert eine wichtige Rolle bei der Verbesserung meiner Gesundheit spielte. Dies half mir, meinen Körper wieder ins Gleichgewicht zu bringen.

Aktiver Wasserstoff und seine Rolle im menschlichen Körper:

Ein faszinierender Aspekt meiner Forschung war die Bedeutung von aktivem Wasserstoff. Wasserstoff ist das kleinste Molekül, das es gibt, und seine antioxidativen Eigenschaften sind bemerkenswert. Trinkwasser mit aktivem Wasserstoff kann dem Körper helfen, oxidativen Stress zu reduzieren und so die Gesundheit auf zellulärer Ebene zu fördern. Es ist zu einem festen Bestandteil meiner täglichen Gesundheitsvorsorge geworden.

Oxidativer Stress und seine Auswirkungen:

Oxidativer Stress entsteht, wenn die Menge an freien Radikalen im Körper die Fähigkeit der Zellen übersteigt, diese zu neutralisieren. Dieses Ungleichgewicht kann zu Schäden an Zellen und Geweben führen und gilt als einer der Auslöser für die Entstehung von Krebs. Der bewusste Verzehr von antioxidativen Lebensmitteln und Getränken kann dazu beitragen, oxidativen Stress zu reduzieren und den Heilungsprozess zu fördern.

Antioxidantien in der Nahrung:

Hier findest du eine kleine Übersicht von Lebensmitteln, die reich an Antioxidantien sind. Bitte informiere dich in deinem eigenen Interesse.

Olivenöl, natürliches Vitamin C, Acai- oder Heidelbeeren, grüner Tee, Avocado, Leinsamen, Kürbiskerne, Papayakerne, Brokkoli, Spinat, Grünkohl, Karotten, rote Paprika, Tomaten, Süßkartoffeln, Knoblauch, Oliven, Zwiebeln, Walnüsse, Mandeln, Erdnüsse, Pistazien, Haselnüsse, Makadamia- und Pekannüsse, alle Arten von Sprossen (Sonnenblumen, Brunnenkresse, Brokkoli, Linsen usw.), frischer Löwenzahn (Blätter und Wurzeln), Brennnesseln, Wildkräuter. Besonders erwähnenswert ist Astaxanthin, das stärkste Antioxidans der Welt. Es kommt vor allem in Algen vor. Der Verzehr von Algen hat im Land der Hundertjährigen, in Japan, eine sehr lange Tradition. Dort werden sie für Sushi, Salate und Suppen verwendet.

Die aufgeführten Lebensmittel können dir als Leitfaden dienen, um deine Ernährung gezielt mit antioxidativen Lebensmitteln anzureichern und so deine Selbstheilungskräfte zu unterstützen.

Aufgrund der Tatsache, dass wir meist nur noch verunreinigte und veränderte Lebensmittel kaufen können, sehe ich mich am besten mit selbst hergestelltem Trinkwasser versorgt, das einen hohen Anteil an Antioxidantien enthält, um freie Radikale im Körper zu neutralisieren und so Zellschäden vorzubeugen.

Die Integration von Antioxidantien, die Beachtung des ORP-Wertes und der bewusste Einsatz von aktivem Wasserstoff haben sich für mich als entscheidende Elemente auf dem Weg zurück ins Leben erwiesen.

Das A&O des Lebens: Unsere Zellen als Schlüssel zur Gesundheit

Wie bereits erwähnt, besteht der menschliche Körper im Durchschnitt aus etwa 37,2 Billionen Zellen. Jede einzelne Zelle setzt sich aus Atomen und Molekülen zusammen und bildet somit den gesamten Organismus.

Während meines persönlichen Kampfes gegen den Krebs wurde mir immer bewusster, dass die Zellen unser Leben prägen und einen entscheidenden Einfluss auf unser Wohlbefinden haben. Der menschliche Körper ist ständigen Zellveränderungen unterworfen. Täglich sterben schätzungsweise 50 bis 70 Milliarden Zellen ab und werden ersetzt. Dieser regenerative Prozess ist ein wesentlicher Bestandteil des Lebens - eine Art ständiger Neubeginn auf zellulärer Ebene.

In diesem Zusammenhang stellten sich mir jedoch einige Fragen: Was passiert, wenn dieser empfindliche Prozess gestört wird? Die Antwort ist einfach: Wir werden krank. Dabei stellt sich die Frage, wer in unserem Körper die Regie über die Zellveränderungen führt?

Die gängige wissenschaftliche Meinung ist, dass diese Prozesse hauptsächlich durch biologische, autonome Mechanismen gesteuert werden, die auf genetischer Information und zellulären Interaktionen basieren. Die Rolle von Geist und Seele wird in der wissenschaftlichen Forschung in diesem Zusammenhang nicht ausführlich behandelt. Diese Erkenntnis veranlasste mich, einige Jahre nach Antworten zu suchen, bis ich in alternativen Lehrmeinungen fündig wurde.

Ich stellte mir die Fragen: Wie entstehen Zellen und wer steuert ihre täglichen Veränderungen? Die Antwort auf diese Fragen ist meiner Meinung nach entscheidend für unser ganzes Leben. Hier liegt meiner Überzeugung nach der Schlüssel zu einem gesunden Leben.

Das Leben eines jeden von uns beginnt mit der Verschmelzung einer Samenzelle mit einer reifen Eizelle. Dabei treffen die Chromosomen der Eizelle und des Spermiums aufeinander. Doch was passiert danach? Bereits nach einem Tag beginnt sich die befruchtete Eizelle zu teilen - ein Automatismus, der sich fortan alle 20 Stunden wiederholt. Aus zwei werden vier, aus vier acht und so weiter, bis schließlich nach 32 Zellteilungen der Zellverband die Gebärmutter erreicht. Doch bis dahin ist eines klar und unbestreitbar: **Alle geteilten Zellen sind identisch.**

Hier stellt sich die Frage: Wie entwickeln sich aus diesen identischen Zellen unterschiedliche Organbereiche? Wer gibt einer Zelle die Anweisung, ob sie später einmal ein Auge, ein Herz, einen Mund oder eine Knochenfunktion übernehmen soll? An dieser Stelle schweigt sich unsere

Schulmedizin aus unerfindlichen Gründen aus. Zum Glück gibt es seit Jahrtausenden alternative Lehrmeinungen, von denen ich überzeugt bin.

Sobald sich 32 identische Zellen geteilt haben, inkarniert sich unsere Seele in diesen Embryo und übernimmt karmisch den Bauplan des zukünftigen Menschen und verknüpft ihn mit den Erbinformationen der Eltern. Unsere Seele orchestriert die einzelnen autonomen Zellen und lässt bestimmte Organe entstehen. So entstehen aus einzelnen Zellen Zellverbände oder Organbereiche, die jedoch keine direkte Verbindung zueinander haben. Jede einzelne Zelle unseres Körpers existiert für sich.

Die Verbindung aller Zellen untereinander erfolgt über die extrazelluläre Gewebeflüssigkeit. Und damit bin ich wieder beim Wasser. In dieser extrazellulären Gewebsflüssigkeit schwimmen unsere organspezifischen Zellen.

In diesem Moment wurde mir der Zusammenhang klar und ich verstand, worauf es ankommt.

Ein Schlüsselmoment war für mich das Experiment von Dr. Carrel, das ihm den Nobelpreis einbrachte. Er hatte die Zellen eines Hühnerherzens 34 Jahre lang am Leben erhalten, indem er die extrazelluläre Gewebsflüssigkeit, die diese Zellen umgab, kontinuierlich von Schadstoffen befreite. Nach der Verleihung des Nobelpreises ließ er das Hühnerherz absterben. Ich zitiere Dr. Carrel: *"Voraussetzung für das ewige Leben der Zelle ist die regelmäßige Erneuerung der extrazellulären Flüssigkeit. Nicht jedes Wasser kann ewiges Leben garantieren. Der Unterschied zwischen biologisch aktiver Zellflüssigkeit und gewöhnlichem Wasser liegt in seiner physikali-*

schen Struktur, der räumlichen Anordnung seiner Moleküle (Geometrie). Eine Störung dieser Ordnung ist mit Krankheit verbunden".

Als ich damals krank war und diese Zeilen von Dr. Carrel las, wusste ich, dass dies der Weg zu meiner Heilung sein könnte. Heute, mehr als 10 Jahre nach meiner Erkrankung, ist mir klar: Die Zelle und die extrazelluläre Gewebsflüssigkeit sind das A und O.

Warum habe ich in diesem Kapitel den Umweg gewählt zu erklären, dass die Seele der Taktgeber, der Lenker unseres Seins ist? Weil wir krank werden, wenn unsere Seele belastet ist.

Stelle dir die Frage: Warum werden die meisten Menschen krank? Meine Antwort: Weil die Harmonie zwischen Körper, Geist und Seele gestört ist.

Nur wenn diese drei Komponenten wie ein Fels in der Brandung zusammenstehen, können wir gesund und ausgeglichen leben.

PS: In diesem Zusammenhang fiel mir ein Bild aus meiner Jugend ein. Wir hatten ein Aquarium und als wir aus dem Urlaub zurückkamen, waren wir schockiert.

Fische in einem Aquarium sind empfindliche Lebewesen, die sterben, wenn die Wasserqualität in ihrem System schlecht wird. In gewisser Weise spiegelt dies das Schicksal des Menschen wider, wenn das Wasser in seinem Körper zu stagnieren beginnt.

Ganzheitliche Heilung bedeutet nicht nur körperliche, sondern auch geistige und emotionale Gesundheit. So wie das Wohlbefinden der Fische im Aquarium von der Qualität des Wassers abhängt, so hängt unser eigenes Wohlbefinden von der Qualität unseres inneren "Wassers" ab.

In meinem eigenen Kampf gegen den Krebs habe ich gelernt, dass die Reinheit unseres Körperwassers einen entscheidenden Einfluss auf unsere Gesundheit hat. Wenn das Wasser in unserem System zu stagnieren beginnt, macht sich das nicht nur auf körperlicher, sondern auch auf geistiger und emotionaler Ebene bemerkbar.

In meinem Buch teile ich nicht nur meine persönlichen Erfahrungen, sondern auch die Erkenntnisse, die ich auf meiner langen Reise gewonnen habe. Der Vergleich mit dem Aquarium verdeutlicht, wie wichtig es ist, auf die Qualität unseres "inneren Wassers" zu achten, um ganzheitliche Heilung zu erfahren.

Körper, Geist und Seele - was ist das?

Beginnen möchte ich dieses Kapitel mit einem Zitat von Novalis (*2. Mai 1772 - † 25. März 1801), sein bürgerlicher Name war Georg Philipp Friedrich Freiherr von Hardenberg, er war ein deutscher Schriftsteller der Frühromantik, Philosoph, Jurist und Bergbauingenieur. Er brachte es auf den Punkt, als er sagte: *„Körper, Seele und Geist sind die Elemente der Welt"*.

Ich beschreibe hier kurz die 3 Dimensionen, die uns Menschen ausmachen:

Körper:

Der Körper ist die physische Hülle, die es uns ermöglicht, in der materiellen Welt zu existieren. Er besteht aus Organen, Geweben, Knochen und Zellen, die zusammen lebenswichtige Funktionen erfüllen. Der Körper ist das sichtbare und fühlbare Element unserer Existenz. Mit meinem Körper repräsentiere ich meine Dreifaltigkeit in der physischen Welt.

Geist:

Der Geist stellt die mentale und intellektuelle Dimension unseres Seins dar. Er umfasst Denkprozesse, Emotionen, Erinnerungen, Kreativität und die Fähigkeit, Informationen zu verarbeiten. Der Geist ermöglicht es uns, die Welt zu verstehen, zu lernen und bewusste Entscheidungen zu treffen. Unser Geist ist unsere direkte Verbindung zu Gott und zum Universum.

Seele:

Die Seele ist das tiefere, geistige Element, das über die rein materielle Existenz hinausgeht. Sie ist mit unserem innersten Wesen verbunden und spiegelt unsere einzigartige Identität wider. Die Seele kann als Quelle von Werten, Lebenssinn und persönlichem Wachstum betrachtet werden.

Die Harmonie zwischen Körper, Geist und Seele ist entscheidend für eine ganzheitliche Heilung. Ist eine dieser Dimensionen gestört, kann sich dies auf den gesamten Organismus auswirken und Krankheiten begünstigen. Eine ausgewogene Pflege aller drei Dimensionen könnte als Wegweiser im Kampf gegen Krebs dienen, um nicht nur den Körper zu stärken, sondern auch die mentale und spirituelle Resilienz*** zu fördern.

*** Resilienz wird häufig mit „Widerstandsfähigkeit" übersetzt. Bezogen auf den Menschen beschreibt es die Fähigkeit von Individuen oder Gemeinschaften, schwierige Lebenssituationen wie Krisen oder Katastrophen ohne dauerhafte Beeinträchtigung zu überstehen.

Unsere körperliche oder seelische Gesundheit spielt eine entscheidende Rolle. Nur wenn Körper, Geist und Seele in Harmonie und Einklang sind, können wir schwierige Lebenssituationen wie schwere Krankheiten, Krisen oder Katastrophen ohne dauerhafte Beeinträchtigung bewältigen.

Unser Körper, unser Geist und unsere Seele sind untrennbar miteinander verbunden.

Sobald wir unseren Körper vernachlässigen (Ernährung, Stress, Umweltgifte, falsche medizinische Versorgung usw.), kann dies zu psychischen und existenziellen Problemen führen. Natürlich können auch seelische Belastungen (Frustration, Stress, Angst, Trauer, Scheidung usw.) zu extremen körperlichen Symptomen führen.

Um gesund zu werden, ist es notwendig, dass wir uns ganzheitlich um unseren Körper, unseren Geist und unsere

Seele kümmern. Nur wenn alles im Einklang ist, haben wir eine Chance, aufrecht und gesund durchs Leben zu gehen.

Nur ein gesunder Körper, der perfekt mit den richtigen Nährstoffen versorgt ist, kann die Basis für einen gesunden Geist und eine gesunde Seele sein.

Ich hatte für mich das Programm „Fitness für Körper, Geist und Seele" definiert. Es sollte darum gehen, ein ganzheitliches Wohlbefinden zu erreichen, indem man sich um alle Aspekte seines Lebens kümmert. Um körperlich fit zu bleiben, ist es wichtig, regelmäßig Sport zu treiben, sich gesund zu ernähren und den Körper ausreichend mit dem richtigen Wasser zu versorgen. Wichtig ist auch, ausreichend zu schlafen und Stress abzubauen.

Um geistig fit zu bleiben, ist es wichtig, sich geistig zu fordern und zu fördern. Dies kann durch Lesen, das Erlernen neuer Fähigkeiten oder das Lösen von Rätseln und Denksportaufgaben geschehen. Auch Meditation und Entspannungstechniken können helfen, den Geist zu beruhigen und Stress abzubauen.

Um die psychische Gesundheit zu fördern, ist es wichtig, sich mit den eigenen Gefühlen und Emotionen auseinanderzusetzen und diese zu akzeptieren. Dies kann durch Gespräche mit Freunden und Familie oder durch professionelle Hilfe geschehen. Auch das Ausüben von Hobbys und der Aufenthalt in der Natur können dazu beitragen, die Seele zu nähren. Ich empfehle hier das Waldbaden oder das Erden der Füße in der Natur.

Es ist überlebenswichtig, alle Aspekte der Gesundheit zu berücksichtigen, um ein glückliches und erfülltes Leben zu führen. Fitness für Körper, Geist und Seele ist ein ganzheitlicher Ansatz, der alle Lebensbereiche umfasst.

Ein neues Leben nach dem alten

Als meine Frau und ich nach meiner letzten Untersuchung in der Uniklinik auf dem Weg nach Hause im Auto saßen, fassten wir spontan den Entschluss, alles in Deutschland zu verkaufen, zu verschenken oder auf den Sperrmüll zu bringen. Glücklich und dankbar für unseren gemeinsamen Erfolg, den Krebs besiegt zu haben, ließen wir die letzten Monate noch einmal Revue passieren. Die Krebsdiagnose, unsere Analyse, die Entwicklung eines Notfallplans, der Aufbau der 5 Säulen, die Umkonditionierung, die täglichen Affirmationen, die Entgiftung der kiloschweren Toxine, die ich zurückgelassen hatte. Die komplette Umstellung unserer Ernährung, die Analyse aller Obst- und Gemüsesorten sowie aller Gewürze und die tägliche neue Erfahrung der Meditation. Es war ein intensives Programm, das anfangs fast unüberwindbar schien, aber seinen Zweck mehr als erfüllte. Ich war krebsfrei!

Nach den ersten hundert Kilometern haben wir das Thema gewechselt. Wir fingen an, über unsere Zukunft zu sprechen. Wir bekannten uns beide zu dem Plan, nach La Palma zu ziehen, um dort ein neues Leben aufzubauen, ein

Leben, das von vollkommener Harmonie und Liebe geprägt sein sollte.

An dieser Stelle möchte ich noch einmal den berühmtesten Arzt der Antike, Hippokrates, zitieren: „Wenn du nicht bereit bist, dein Leben zu ändern, kann dir nicht geholfen werden". Ob er damit genau das meinte, was wir getan haben, ist schwer zu sagen. Aber Tag für Tag fühlen wir uns wohler und glücklicher, seit wir anders leben als früher. Unser Obst und Gemüse kaufen wir auf dem Bauernmarkt in Los Llanos oder im Bioladen, wo je nach Saison einheimische Produkte angeboten werden. Der Geschmack der Produkte hier ist unbeschreiblich. Alles ist natürlich gereift, ohne Chemie. Keine Tomate gleicht der anderen, kein Apfel dem anderen. Manchmal findet man sogar Maden in den Früchten, was auf den Verzicht von Chemie hinweist. Gott sei Dank - endlich bekommen wir wieder gesunde, ausgewogene Lebensmittel.

Meine Frau Inas und ich haben hier auf der Insel angefangen, wirklich zu leben. Das war mir vorher nicht möglich. Früher lebte ich, um zu arbeiten. Jetzt arbeite ich, um zu leben. Früher war ich Sklave in einem unbarmherzigen System. Jetzt bin ich FREI und lebe mein Schicksal. Früher waren Geld, Luxusgüter und dergleichen wichtig. Heute genieße ich es, Vögel oder Schmetterlinge in der Luft tanzen zu sehen.

Um es klar zu sagen: Krebs war für mich das Beste, was mir passieren konnte. Heute weiß ich, dass es nicht Sinn des Lebens ist, mit Scheuklappen durch die Welt zu gehen, und dass das Leben mehr ist, als 60 bis 80 Stunden pro

Woche zu arbeiten. Meine Krankheit hat mir ein neues Leben gegeben.

Die Wahl des richtigen Wassers

Die Suche nach dem richtigen Wasser für mich erwies sich damals als Glücksfall, als mir ein Therapeut verbot, deutsches Leitungswasser zu trinken. Zuerst dachte ich, er sei verrückt, denn ich war immer davon überzeugt, dass unser Leitungswasser das beste der Welt ist.

Doch meine Krankheit zwang mich, mich intensiv mit dem Thema auseinanderzusetzen. Obwohl offiziell verkündet wird, dass unser Trinkwasser das reinste Lebensmittel von höchster Qualität ist, entspricht dies nicht der Realität. Verunreinigungen im Wasser sollten jedem, der dies liest, große Sorgen bereiten. Obwohl Trinkwasser in Deutschland als das am besten untersuchte Lebensmittel gilt, gilt: "Was man nicht sucht, kann man auch nicht finden".

Die Realität spricht eine andere Sprache - durch Umweltverschmutzung und vom Gesetzgeber zugelassene Chemikalien haben Chemiker bereits über 20.000 Stoffe im Wasser identifiziert. Der Gesetzgeber kontrolliert aber gemäß Trinkwasserverordnung nur 36 Stoffe und erhöht Jahr für Jahr die Grenzwerte, um uns ein angeblich "hervorragendes" Trinkwasser zu verkaufen.

Dass an dem Märchen vom Trinkwasser etwas faul ist, wurde mir klar, als ich die Aussage des ehemaligen Abteilungsleiters Wasser im nordrhein-westfälischen Umweltministerium und heutigen Umweltberaters Harald Friedrich hörte: "Die Behauptung, Trinkwasser sei das am besten untersuchte Lebensmittel, ist naturwissenschaftlich in etwa so haltbar wie die Behauptung, der Klapperstorch bringe die Kinder".

Glücklicherweise stieß ich auf Dr. Shinya aus Japan und war fasziniert von seinen Studien und Aussagen. In einem seiner Bücher schreibt er auf Seite 87 (ein Zitat, das ich nie vergessen werde): "*Ich musste für keinen, der meiner Methode gefolgt ist, einen Totenschein ausstellen.*"

Dr. Shinya empfiehlt, 6 bis 8 Gläser alkalisches Wasser mit einem pH-Wert zwischen 8 und 9 pro Tag zu trinken und spricht auch über eine ausgewogene Ernährung aus seiner Sicht. Dr. Shinya schrieb dieses Buch, nachdem er über 300.000 Patienten in Amerika und Japan behandelt hatte.

Ich möchte mit einem Zitat von Dr. Hiromi Shinya, einem führenden Endokrinologen, schließen:

"Ich untersuche seit 35 Jahren mehr als 300.000 Menschen in ihren Mägen und Därmen und stelle fest, dass unsere Gesundheit stark von unserem Ernährungsleben abhängt. Aus meinen Erfahrungen möchte ich dir gesunde, ernährungsphysiologische Gewohnheiten vermitteln, damit du dein Leben genießen kannst!"

"Es ist in der Ärzteschaft weithin anerkannt, dass ein gesunder und sauberer Dickdarm einer der wichtigsten Vorläufer für eine gute Gesundheit ist und dass die große Mehrheit der körperlichen Beschwerden und Krankheiten ihren Ursprung in einem sauren und schmutzigen Dickdarm hat. Wasser ist für Ihre Ge-

sundheit unerlässlich. *Das Trinken von 'gutem Wasser', besonders hartem Wasser mit viel Kalzium und Magnesium, hält den Körper auf einem optimalen alkalischen pH-Wert. Ein alkalisch reichhaltiges Wasser (pH 8-9) gilt als das beste Trinkwasser wegen seiner unvergleichlichen Kräfte in Hydratation, Entgiftung und Antioxidation.*"

Die heutige Lebensrichtung

Angesichts meiner Vergangenheit als Workaholic stand ich vor der Herausforderung, etwas zu finden, das meinen Lebenssinn erfüllt. Schon immer wollte ich mich in den Dienst der Menschen stellen. Deshalb habe ich mich entschlossen, eine Krebs-Hotline einzurichten, um den Menschen, die mich finden, zur Verfügung zu stehen. Mein Ziel ist es, ihnen zu helfen, ihren persönlichen Weg zu finden, ohne ihnen etwas vorzuschreiben. In meinen Gesprächen versuche ich immer, die aus meiner Sicht wichtigen Zusammenhänge zu vermitteln. Hier geht es zur Krebs-Hotline.

Wege jenseits der Schulmedizin

Es gibt Alternativen im Kampf gegen Krebs - man muss nur wissen wie! Bei Bedarf zeige ich dir meinen Weg, mit dem ich meine dreifache Krebserkrankung erfolgreich besiegt habe.

Um unseren Lebensunterhalt bestreiten zu können, vermittle ich inzwischen die von Dr. Shinya empfohlenen medizinisch zertifizierten Geräte und erhalte dafür eine Provision.

Wer Bedarf hat, kann mich über diese Webseiten kontaktieren.

Das Immunsystem - unser Schutz vor Krankheiten und Infektionen

Die Hauptursache für mögliche Krankheiten liegt in einem gestörten und geschwächten Immunsystem, das nicht mehr effektiv vor verschiedenen Krankheitserregern wie Viren oder Bakterien schützen kann. Wenn unsere körpereigene Abwehr nicht funktioniert, besteht die Gefahr, dass verschiedene Krankheiten, einschließlich Krebs, unsere Gesundheit beeinträchtigen können. Es ist jedoch möglich, das Immunsystem positiv zu beeinflussen, es zu schützen, zu stärken und zu regulieren, um sicherzustellen, dass es jederzeit in der Lage ist, potenzielle Gesundheitsbedrohungen abzuwehren.

Viele Menschen glauben fälschlicherweise, dass eine Brausetablette, die man im Discounter kaufen kann, ausreicht, um dem Körper die notwendige Kraft zur Abwehr von Krankheiten zu geben. Dies ist jedoch weit entfernt von der Realität. Es gibt keine einzige Wunderpille, die uns vor Viren, Bakterien und anderen Krankheitserregern schützen kann. Unsere Lebensweise, Ernährung und Umwelt spielen eine entscheidende Rolle. Es ist wichtig, unsere Gewohnheiten so zu ändern, dass wir unserem Körper und unserem Organismus Gutes tun. Dies beinhaltet die Frage, ob man sich gesund ernährt, ausreichend hexagonales Wasser trinkt, Stress ausgesetzt ist, regelmäßig Sport treibt, Medikamente einnimmt, raucht (einschließlich E-Zigaretten), Alkohol konsumiert und genügend Schlaf bekommt.

Diese Fragen können dazu beitragen, sich selbst ehrlich zu reflektieren und zu überlegen, wie man seinem Körper Gutes oder Schlechtes zuführt. Ungeachtet dessen haben alle diese Fragen einen Hintergrund, denn ungesunde Ernährungsgewohnheiten, Bewegungsmangel, Alkohol- und Nikotinkonsum, Medikamenteneinnahme, unzureichender Schlaf und chronischer Stress können das Immunsystem schädigen. Die Konsequenz sind Krankheiten, die letztendlich zum Tod führen können. Es ist wichtig, alle abwehrschwächenden Faktoren im Leben zu überdenken und zu ändern.

Versuche, gesunde und frische Nahrungsmittel zu dir zu nehmen, vorzugsweise aus dem Bioladen und frei von giftigen Pestiziden. Wasser spielt eine entscheidende Rolle für unsere Gesundheit, wobei hexagonales Wasser besonders wichtig ist. Ausreichend Schlaf und Stressbewältigung sind ebenso von Bedeutung wie die Vermeidung von Medikamenten, um den Körper nicht zusätzlich zu belasten. Bewegung trägt dazu bei, den Geist zu befreien und einen gesunden Körper zu erhalten, selbst wenn es nur tägliche Spaziergänge an der frischen Luft sind.

Es ist möglich, das Immunsystem zu unterstützen, indem man bereit ist, es sowohl zu stärken als auch zu entlasten. Regelmäßiges Fasten und Entgiftungskuren helfen, Giftstoffe, Schlacken, Parasiten, Würmer und andere Erreger aus dem Körper zu eliminieren. Natürliche Mittel mit antibakterieller, antiparasitärer und antiviraler Wirkung können dem Immunsystem helfen, indem sie die Vermehrung dieser Erreger bekämpfen, Entzündungen entgegenwirken und die Funktion von Immunzellen stärken. Schließlich regulieren sie das Immunsystem, um ein Gleichgewicht zu bewahren. Diese Maßnahmen sind auch für Menschen mit Autoimmunerkrankungen von Interesse, da sie dazu beitragen können, das Immunsystem zu heilen und ins Gleichgewicht zu bringen. Das Buch enthält Kapitel über Parasiten, Entgiftungsmethoden, Nahrungsmittel und Nahrungsergänzungsmittel, die alle das Immunsystem aktivieren und stärken können. Auf weitere Einblicke und Tipps, die mein persönlicher Weg nach 10 Jahren Kampf gegen den Krebs zu bieten hat, dürft ihr gespannt sein.

Was Krebszellen lieben und was sie auf den Tod hassen

Krebszellen haben Vorlieben und Abneigungen, die den Heilungsprozess unterstützen können. Hier schreibe ich darüber, was Krebszellen angeblich lieben und was sie nicht ausstehen können, wie zum Beispiel ihren Tod.

Man sagt, Krebszellen lieben: Glukose, Fette und tierische Proteine.

Glukose ist die bevorzugte Energiequelle von Zellen, auch von Krebszellen. Da sich Krebszellen schnell teilen, benötigen sie mehr Glukose. Ich kann jedem nur empfehlen, in der Heilungsphase bewusst auf Nahrungsmittel zu verzichten, die reich an Glukose, Fett und tierischem Eiweiß sind. Damit kann man die Energiezufuhr der Krebszellen reduzieren und ihr Wachstum bremsen. Sagt jedenfalls die Wissenschaft.

Der Körper gewinnt Glukose hauptsächlich aus Kohlenhydraten, die in Lebensmitteln wie Brot, Reis, Kartoffeln und Süßigkeiten enthalten sind. Ich halte es jedoch für wichtig zu betonen, dass eine ausgewogene Ernährung mit allen Nährstoffen, einschließlich Zucker und Kohlenhydraten, für Krebspatientinnen und Krebspatienten sehr wichtig ist. Das ist zumindest meine Meinung.

Was Krebszellen hassen: Antioxidantien und Ellagsäure

Beeren wie Himbeeren, Brombeeren, Erdbeeren und Granatäpfel enthalten große Mengen an Ellagsäure, einem starken Antioxidans. Ellagsäure kann potenziell krebserregende Stoffe im Körper unschädlich machen und die Entstehung neuer Krebszellen hemmen. Außerdem wird vermutet, dass diese Beeren den programmierten Zelltod von Krebszellen beschleunigen können.

Ellagsäure wirkt nicht nur antioxidativ, sondern hat auch antimikrobielle Eigenschaften, die das Wachstum von Bakterien hemmen können. Dies unterstreicht die vielfältigen positiven Auswirkungen auf die Gesundheit.

Schon der deutsche Biochemiker Otto Heinrich Warburg, Nobelpreisträger für Physiologie oder Medizin 1931, erkannte den Warburg-Effekt: die erhöhte Zuckerverbrennung in Krebszellen. Dieses Wissen wird heute von einigen Krebskliniken in Mexiko genutzt, die auf alternative Therapieansätze setzen.

Dort wird mit Aprikosenkernen behandelt, die nicht gentechnisch verändert wurden. Diese enthalten das Vitamin B17, das zur Vorbeugung und Heilung von Krebs eingesetzt wird. Obwohl der Begriff "Vitamin" hier irreführend ist - es handelt sich um eine Verbindung zweier Zuckermoleküle - zeigt sich, dass diese Substanz gezielt von Krebszellen aufgenommen wird. Dies führt zu einer gezielten Zerstörung der kranken Zellen im Körper, ohne gesunde Zellen in Mitleidenschaft zu ziehen.

Reines, nicht gentechnisch verändertes Vitamin B17 soll das Potenzial haben, entartete Zellen zu vergiften und zu zerstören.

Fazit: Der Einfluss von Zucker auf Krebszellen

Zucker, insbesondere in Form von Glukose, spielt eine entscheidende Rolle im Energiestoffwechsel von Krebszellen. Eine gezielte Reduktion der Zufuhr von zuckerhaltigen Lebensmitteln während der Heilungsphase kann daher den Krankheitsverlauf positiv beeinflussen. Es ist wichtig, diesen Aspekt sorgfältig zu berücksichtigen und die Ernährung in Absprache mit medizinischen Fachleuten anzupassen.

Die Wirkung eines Chemiecocktails – Naturprodukte als Weg zur ganzheitlichen Heilung

Was bewirkt ein Chemiecocktail, wie er in Alltagsprodukten wie Zahnpasta oder Duschgel enthalten ist? Die Antwort ist einfach und zugleich entscheidend: Er kann schwere Krankheiten auslösen. Jeder Mensch ist einzigartig und reagiert auf verschiedene Substanzen unterschiedlich. Die Abwehrkräfte sind von Mensch zu Mensch verschieden. Deshalb mein dringender Appell an dich: Verwende für deine Körperpflege ausschließlich natürliche Produkte - egal ob Zahnpasta, Shampoo, Seife, Deo, Duschgel, Cremes oder Waschpulver. Schütze deinen Körper vor schädlichen Chemikalien und du wirst schnell positive Veränderungen spüren.

Mein eigener Weg hat mich zu der Überzeugung geführt, dass der Verzicht auf chemische Substanzen ein wesentlicher Schritt auf dem Weg zur ganzheitlichen Heilung ist.

Nachdem ich meinen eigenen Kampf gegen den Krebs gewonnen hatte, erkannte ich die Bedeutung einer natürlichen Lebensweise. Die Folgen einer bewussten Entscheidung für Naturprodukte sind bemerkenswert und spürbar. Die Umstellung auf einen chemiefreien Alltag ermöglicht nicht nur körperliche, sondern auch seelische Heilung. In den folgenden Abschnitten teile ich meine persönlichen Erkenntnisse nach einem Jahrzehnt des Lebens und der Genesung.

Die Wahl von Naturprodukten für die Körperpflege ist mehr als nur eine oberflächliche Veränderung - es ist eine tiefgreifende Veränderung, die die Grundlage für eine ganzheitliche Gesundheit bildet. Dabei geht es nicht nur um die äußere Reinigung, sondern auch um die Pflege und den Schutz von innen. Chemiefreie Produkte stärken nicht nur das Immunsystem, sondern fördern auch das innere Gleichgewicht und ermöglichen so eine effektive Heilung auf allen Ebenen. Die positive Wirkung der Umstellung auf Naturprodukte beschränkt sich nicht nur auf körperliche Aspekte. Es ist erstaunlich, wie sich auch das seelische Befinden verbessert. Ein Leben ohne schädliche Chemikalien schafft Raum für Klarheit und emotionales Wohlbefinden. Natürliche Inhaltsstoffe fördern nicht nur die äußere Schönheit, sondern auch die innere Ruhe.

Einige Worte zur Ernährung

Ganzheitliche Heilung beginnt oft mit bewusster Ernährung. Der Schlüssel liegt in der Ausgewogenheit, ohne sich in Ernährungsextremismus wie z.B. Veganismus zu verlieren. Es ist ratsam, sich von Lebensmitteln fernzuhalten, die mit Chemikalien in Verbindung gebracht werden. Der Supermarkt wird oft zum Chemikalienlager - kein Ort für echte Lebensmittel. Vermeide Fertigprodukte und bevorzuge frische, naturbelassene Lebensmittel. Trinke ausreichend sauberes, reines Wasser und meide Leitungswasser und Mineralwasser. (auch zum Kochen und für Tee und Kaffee).

Sekundäre Pflanzenstoffe in frischem Obst, Gemüse, hochwertigem Fleisch und Fisch (natürlich nicht aus Massentierhaltung) sind wichtig für unsere Gesundheit. Tierische Fette, Eiweiße und Cholesterin sind lebensnotwendig - dabei gibt es kein "gutes" oder "schlechtes" Cholesterin. (Eine Lüge!) Diese Einteilung dient oft dazu, unsinnige Cholesterinwerte zu rechtfertigen und Medikamente zu verkaufen, indem Ängste geschürt werden.

Leider ist es schwierig, sich vollständig vor den Gefahren der allgemeinen Umweltverschmutzung zu schützen, es sei denn, man zieht in Gegenden, in denen es keine Umweltverschmutzung gibt. Auch haben wir kaum Kontrolle darüber, was mit unseren Lebensmitteln geschieht. Deshalb ist es wichtig, bewusst einzukaufen. Hofläden beim Bauern des Vertrauens oder gute Bioläden sind ideale Orte dafür.

Die Weisheit "Man ist, was man isst und man ist, was man trinkt" bringt es auf den Punkt. Für ein gesundes Leben braucht es nicht mehr und nicht weniger. Pillen und Medikamente sind oft nichts anderes als Gift, wie Dr. John Virapen, ehemaliger Manager der Pharmakonzerne Eli Lilly and Company (CEO von 1980 bis 1988) und Novo Nordisk, aufzeigt: **„Die Pharmaindustrie verkauft Ihnen gefährliche Medikamente, um Gewinn zu erzielen, nichts anderes. Wenn Sie denken, dass die Pharmaindustrie Medikamente auf den Markt bringt, um Ihnen zu helfen – vergessen Sie es!"**

Warum wird man krank?

Dass Krankheit entsteht, wenn Körper, Geist und Seele nicht im Einklang sind, habe ich bereits erwähnt. In diesem Abschnitt möchte ich einige Gedanken zur Ernährung mit Euch teilen. Dabei kommt es nicht darauf an, was das Auge sieht, sondern was tatsächlich in einem Produkt enthalten ist. Oft sind es giftige Substanzen, verpackt in einer attraktiven äußeren Hülle. Die meisten Lebensmittel sind gentechnisch verändert und werden heute mit geriebenen Insekten angereichert.

Die Lebensmittelkonzerne und ihre Marketingstrategien haben das Loblied auf den Zusatz von Insekten gesungen, doch bei näherer Betrachtung kommt die Wahrheit ans Licht. Ein Forscherteam der Veterinärmedizinischen Fakultät der Universität León in Spanien hat Bedenken gegen den Verzehr von Insekten geäußert. Die Wissenschaftler stellten fest, dass gesundheitliche Risiken bestehen können, unter anderem durch Antinährstoffe wie Chitin, das im Außenskelett von Käfern vorkommt. Dadurch wird die Aufnahme von Mineralstoffen wie Kalzium, Zink, Mangan, Eisen und Magnesium im menschlichen Körper beeinträchtigt.

Bestimmte Käferarten können auch Steroidhormone wie Testosteron enthalten, ein dauerhafter Verzehr dieser Insekten kann zu Risiken wie Wachstumsstörungen, Unfruchtbarkeit, Vermännlichung bei Frauen, Ödemen, Gelbsucht und Leberkrebs führen.

Ich appelliere an jeden Leser, die Inhaltsstoffe auf dem Etikett zu lesen und bewusste Entscheidungen zu treffen.

Hier einige alltägliche Lebensmittelvergiftungen:

- E 102 Tartrazin; färbt gelb; in Gebäck, Schmelzkäse, Diätprodukte, Fischprodukte; Gefahren: Atemschwierigkeiten, Hautausschläge, verschwommenes Sehvermögen möglich.

- E 104 Chinolingelb; färbt gelb; in Arzneimittel, Kosmetik, Textilien; Gefahren: Steht unter Krebsverdacht. Ist in den USA verboten. Wird in Europa angewendet!

- E120 – Echtes Karmin; ein aus Cochenilleschildläusen gewonnener roter Farbstoff

- E 129 Allurarot AC; färbt rot; in Kosmetikprodukte, Parfüms; Gefahren: für Menschen mit Asthma oder Neurodermitis bedenklich.

- E 160A Carotine, Beta-Carotin; färbt gelb-orange; in vielen Lebensmitteln, auch Butter, Margarine; Gefahren: erhöhtes Risiko für Darm- und Prostata-Erkrankungen.

- E 210 Benzoesäure; konserviert; überwiegend in Fisch- und Salatprodukten; Gefahren: Zusammen mit Ascorbinsäure (E 300) kann krebserregendes Benzol entstehen.

- E 230 Biphenyl, Diphenyl, pilztötend (Pestizid); Zitrusfrüchte schale und deren Einwickelpapier; Gefahren: Bei Hautkontakt allergieauslösend.

- E 235 Natamycin; wirkt antibiotisch; Käserinde, Wursthäute, als Arzneimittel zugelassen; Gefahren: Bei zu häufiger Aufnahme Resistenzwirkung gegen Krankheitskeime. Migräne.

- E 250 Natriumnitrit/Nitritpökelsalz hemmt Bakterienentwicklung im Fleisch gepökeltes (Sur)Fleisch, Wurst, Speck; Gefahren: Behindert den Sauerstoff-Transport im Blut. Für Säuglinge lebensgefährlich.

- E 280 Propionsäure; konserviert abgepacktes Schnittbrot, Kuchen, Kekse; Gefahren: Führte im Tierversuch zu krebsähnlichen Magenveränderungen.

- E 319 Tertiär-Butylhydrochinon; wirkt antioxidierend; Schmalz, Fischöl, Lippenstifte, Haarfarben, Arzneimittel; Gefahren: Bei Hautkontakt allergieauslösend.

- E 320 Butylhydroxyanisol; stabilisiert Aromen, konserviert Bratfett, Kaugummi, Fertigsuppen, Instantkartoffeln; Gefahren: Kann Benommenheit und Allergien auslösen.

- E 330 Zitronensäure; Säuerungsmittel Getränke, saure Süssigkeiten; Gefahren: Greift Zahnschmelz an, Entkalkungsmittel.

- E 338 Phosphorsäure, Säuerungs- und Antioxidationsmittel Kartoffelprodukte, Backwaren, Cola, Sahne, Soßenpulver, Speiseeis; Gefahren: Kann zu Knochenschwund führen, Brüche begünstigen.

- E 385 Calcium-dinatrium-EDTA; wirkt antioxidierend Dosen und Glaskonserven (z.b. Hülsenfrüchte) Halbfettmargarine; Gefahren: Kann den Stoffwechsel beeinträchtigen. Nicht für Kinder unter zwei Jahren geeignet.

- E 400 Alginat Verdickungs-, Gelier-, Überzugsmittel in vielen Lebensmitteln; Gefahren: Kann zur Unterversorgung mit lebenswichtigen Mineralien führen, wirkt abführend.

- E 407 Carragen Gelier- und Verdickungsmittel in vielen Lebensmitteln; Gefahren: Noch nicht geklärt, ob auch große Carrageen-Moleküle den Darm schädigen können.

- E 420 Sorbit ersetzt Zucker und hält feucht Süßspeisen, Marmelade, Gebäck, Marzipan; Gefahren: Über 20g/Tag können zu Durchfall und Krämpfen führen.

- E 425 Konjak; Verdickungs- und Geliermittel, Süßstoff; Glasnudeln, fernöstliche Spezialitäten; Gefahren: Behindert die Aufnahme wichtiger Nährstoffe.

- E 426 Sojabohnen Polyose; antioxidierend; Soßen, Back- und Süßwaren, Milchgetränke; Gefahren: besonders für Soja Allergiker bedenklich

- E 432 Polysorbat 20 Emulgator; Backwaren, Speiseeis, Suppen, Diätprodukte; Gefahren: Kann allergische Reaktionen auslösen.

- E 442 Ammoniumsalze v. Phosphatidsäuren; verhindert Fettreif bei Schokolade, Kuvertüre dünner Schokolade und Kakao; Gefahren: Kann zu Störungen im Magen-Darm-Trakt führen.

- E 520 Aluminiumsulfat; festigt & stabilisiert Lebensmittel; kandiertes und glasiertes Obst und Gemüse; Gefahren: Kann Aluminium im Körper anreichern (Alzheimer, Krebs Verursacher).

- E 554 Natriumaluminium-Silicat; verhindert Zusammenleben von Lebensmitteln Salz, Schmelzkäsescheiben, Süßwaren; Gefahren: Kann Aluminium im Körper anreichern (Alzheimer, Krebs Verursacher)

- E 620 - E 625 Glutaminsäure, Glutamate; geschmacks-verstärkend, asiatische Gerichte, Sojasoße; Gefahren: Taubheitsgefühl im Nacken und Rücken, in den Armen. Herzklopfen, Kopfschmerzen.

- E 627 Guanylat; geschmacks-verstärkend, in vielen Fertiggerichten, Würzmitteln (z.B. Sojasoße); Gefahren: Kann bei Gichtkranken akute Schübe auslösen.

- E 901 Bienenwachs wird von Bienen hergestellt.

- E 904 Schellack ist ein Sekret weiblicher Lackschildläuse.

- E 951 Aspartam süßt 200 mal stärker als Zucker, kalorienreduzierte Lebensmittel; Gefahren: Zerstören Organ- und Gehirnzellen.

- E 952 Cyclamat süßt 30 bis 50 mal stärker als Zucker, Light- Getränke und in Lebensmitteln; Gefahren: im Tierversuch Blasenkrebs, verminderte Fruchtbarkeit.

- E 966 Lactit wird aus Milchzucker gewonnen.

- E 999 Quillajaextrakt, festigt Schaum, aromatisierte, nicht-alkoholische Getränke, Cidre, enthält Saponine; Gefahren: allergische Reaktionen möglich

- E 1452 Stärkealuminium-ocentylsuccinat, verhindert Verklumpen bei Instantsuppen, Entwöhnungsnahrung für Kleinkinder; Gefahren: Enthält Aluminium, sehr gefährlich.

- E 1519 Benzylalalkohol, Trägerlösung für Aromen, Liköre, Cocktails, Backwaren; Gefahren: allergische Reaktionen möglich.

Was kann man tun, um sich zu schützen?

Die Wahl einer gesunden Ernährung ist der Schlüssel: ausgewogen und ohne Ernährungsextremismus. Meide Nahrungsmittel, die mit chemischen Stoffen belastet sind. Der Supermarkt ist ein Chemielager, definitiv kein Lebensmittelmarkt (verzichte auf Fertigprodukte). Konsumiere sekundäre Pflanzenstoffe in Form von frischem Obst, Gemüse, Fleisch und Fisch (natürlich nicht aus Massentierhaltung). Trinke viel sauberes, reines Wasser (kein Leitungs- und Mineralwasser).

Verändere dein Wasser – dann veränderst du dein Leben!
In den Worten "Man ist, was man isst, und man ist, was man trinkt" steckt eine einfache Wahrheit.

Ein Telefongespräch mit einer Onkologin aus Thüringen vor einigen Jahren hat mir dies verdeutlicht. Die Dame fragte mich: "Sie scheinen ja einiges zu wissen. Zu DDR-Zeiten hatten wir in unserer Region nur 2-3 schwere Krebsfälle pro Jahr. Heute haben wir 2-3 schwere Fälle pro Woche. Wissen Sie warum?" Meine spontane Antwort war klar: "Zu DDR-Zeiten gab es keine westlichen Lebensmittel, keine Fertigprodukte, keine Fertigpizza, keine gepanschten Getränke. Der Arbeiter- und Bauernstaat war noch auf die traditionelle Herstellung von Lebensmitteln ausgerichtet." Die Dame war sichtlich geschockt, konnte sich aber mit meiner Antwort identifizieren.

Mein Appell:
Kocht wieder selbst und kauft saisonal beim Erzeuger eures Vertrauens.

Was kann man tun, um wieder auf die Beine zu kommen?

Wie bereits erwähnt, spielt die richtige Ernährung eine entscheidende Rolle. Man ist, was man isst und man ist, was man trinkt. Schon Sebastian Kneipp wusste: *"Die Natur ist die beste Apotheke"*.

Wenn eine Krankheit vorliegt und die Selbstheilung gestört ist, ist es meiner Meinung nach entscheidend, dem Körper wieder auf die Beine zu helfen. Ein unverzichtbarer Schritt ist der Austausch des alten Körperwassers und die kontinuierliche Entgiftung mit dem richtigen neuen Wasser.

Darüber hinaus ist es wichtig, dem Körper und den Zellen zu helfen, wieder in die Selbstheilung zu finden. Dabei können verschiedene Hilfsmittel unterstützend eingesetzt werden. Diese sollten jedoch ausschließlich der Aktivierung unserer Selbstheilungskräfte dienen. Bevor ich darauf eingehe, möchte ich einen Aspekt ansprechen, den ich bisher vernachlässigt habe.

Man muss herausfinden, warum man krank ist. Dazu sollte man sich Zeit nehmen und auf den Punkt kommen. Wenn man alleine nicht weiterkommt, ist es ratsam, sich einen Gesprächspartner zu suchen, einen Experten, mit dem man sich austauschen kann. Wichtig ist, dass man sich über sein eigentliches Problem im Klaren ist. Die Krankheit, die uns quält, ist oft nur ein Symptom. Die Suche nach den Ursachen ist entscheidend. Hier sind einige Fragen, die man sich stellen sollte: Warum bin ich krank? Kenne ich die Ursache? Was hat meinen Körper durcheinander gebracht? Stress? Angst? Trauer? Eine unglückliche Partnerschaft? Sind es sexuelle Abweichungen, die es zu ertragen gilt? Ekel vor dem Partner, aber aus wirtschaftlichen Gründen traut man sich nicht, ihn zu verlassen? Ein hilfreicher Ansatz zur Analyse ist folgender: Suche dir einen ruhigen Ort, an dem du ungestört bist und bereite dich auf eine Reise zur Wahrheit vor. Nimm zwei Blätter Papier und schreibe auf das eine: "Was stört mich..." und auf das andere: "Was will ich...". Diesen Weg solltest du gehen, wenn du zwischenmenschliche Probleme hast oder wenn du als Kind oder Erwachsener gezwungen wurdest, Dinge zu tun, die du nie tun wolltest.

Ein Beispiel soll dies verdeutlichen: Ein junger Mann wurde von seinen Eltern gezwungen, Metzger zu werden. Er wurde sehr krank, weil er seinen Eltern gehorchte. Er liebte Tiere über alles und konnte innerlich kein Tier töten, musste es aber täglich in der Metzgerei tun. Dieser Konflikt machte ihn krank, bis er nicht mehr konnte. Es gibt viele Beispiele, was den einen oder anderen krank gemacht hat, aber jeder sollte jetzt wissen, was er als Überschrift auf sein Blatt schreibt. Nachdem man sich an einen ungestörten Ort zurückgezogen hat, schließt man die Augen und verweilt etwa 30 bis 40 Sekunden, um sich zu fragen: "Was will ich? Was will ich nicht? Was stört mich? Was erniedrigt mich? Was macht mich verrückt?" Wenn man sich diese Fragen ein paar Mal gestellt hat, öffnet man die Augen, nimmt einen Stift und schreibt alles auf, was einem auf der Seele liegt, ohne Punkt und Komma. Nach etwa 10 bis 15 Minuten analysiert man das Geschriebene und erkennt, wo der Schuh drückt. Diese Vorgehensweise hat bei den meisten zu Klarheit geführt.

Doch nun zurück zum eigentlichen Thema. In den folgenden Kapiteln stelle ich "natürliche Heilmittel" vor, die wir alle schon mehrfach getestet, genossen und konsumiert haben. Wir sind davon überzeugt, dass Obst, Kräuter und Gemüse eine heilende Wirkung haben können.

Je nach Gesundheitszustand kann es notwendig sein, neben natürlichen Heilmitteln auch Nahrungsergänzungsmittel zu verwenden. Leider sind unsere Nahrungsmittel je nach Jahreszeit und Qualität nicht immer so beschaffen, dass sie alle notwendigen Stoffe enthalten, um die Selbstheilung anzuregen.

In solchen Fällen ist es ratsam, sich intensiv mit den Stoffen zu beschäftigen, die der Körper braucht. Aktiviere deinen inneren Arzt und höre auf dein Bauchgefühl. Es macht keinen Sinn, alle möglichen Präparate zu kaufen und zu schlucken. Weniger ist oft mehr. Außerdem braucht unser Organismus einige Tage, um sich zu regenerieren, wenn wir heilsame Nährstoffe zu uns genommen haben.

Vor einigen Jahren hatte ich einen Anrufer, der alles einnahm, was auf dem Markt war. Er erzählte mir, dass er viele schulmedizinische Präparate nimmt und zusätzlich alles, was gegen Krebs angeboten wird. Dann fragte er mich, was ich von Weizengras halte. Er erzählte mir, dass er es jeden Morgen frisch gepresst als Saft trinkt. Nach kurzer Zeit wurde ihm jedoch übel und er musste sich täglich übergeben. Ohne zu zögern antwortete ich ihm, ob er denn nicht klar denken könne. An seiner Stelle würde ich auf die Signale des Körpers achten.

Bitte achtet auf euren Körper und auf alle Signale, die ihr empfangt. Jeder Mensch ist von Gott so geschaffen, dass er sich selbst heilen kann, wenn er auf seine physische und psychische Umgebung achtet. Das wusste schon Hippokrates, der uns den Satz hinterlassen hat: *"Die Nahrung sei unsere Medizin und die Medizin sei unsere Nahrung"*.

Natürliche Heilmittel

Die Natur ist eine zuverlässige Quelle der Wahrheit. Sie schenkt uns Gesundheit, entgiftet unseren Organismus, lindert Schmerzen und heilt Krankheiten. Dank der Natur habe ich den Weg zurück ins Leben gefunden, ohne auf Chemotherapie oder Bestrahlung zurückgreifen zu müssen.

In den folgenden Kapiteln gebe ich einige Erkenntnisse über natürliche Heilmittel gegen Krebs weiter. Diese Erkenntnisse wurden durch zahlreiche wissenschaftliche Untersuchungen bestätigt. Die Natur liefert klare Fakten, die beweisen, dass natürliche Heilmittel wirksamer sind als Chemotherapie, Bestrahlung und Medikamente - eine Tatsache, die durch Tausende von wissenschaftlichen Studien untermauert wird.

Für mich war von Anfang an klar, dass ich mich nicht der Tortur einer Chemotherapie oder Bestrahlung unterziehen wollte. Gemeinsam mit meiner Frau Inas suchte ich weltweit nach alternativen Therapien, die mir helfen sollten, den Krebs zu besiegen. Meine Frau beschäftigte sich in dieser Zeit intensiv mit dem Thema Ernährung und konzentrierte sich auf Naturprodukte, die sich sowohl präventiv als auch therapeutisch gegen Krebs bewährt haben.

Mit diesem Buch möchten wir unser gesammeltes Wissen weitergeben.

Im Folgenden veröffentlichen wir einen Auszug aus der persönlichen Schatzkammer meiner Frau Inas mit sorgfältig ausgewählten Naturprodukten.

Aloe Arborescens gegen Krebs - Ein natürlicher Weg zur ganzheitlichen Heilung

I n meinem persönlichen Kampf gegen den Krebs habe ich viele verschiedene Ansätze erforscht, von denen einer besonders hervorsticht: Aloe Arborescens. Dieses Kapitel soll nicht nur meine Erfahrungen mit der Aloe Arborescens weitergeben, sondern auch als Wegweiser für all jene dienen, die nach alternativen Therapieformen suchen, um die Nebenwirkungen und Folgen konventioneller Behandlungen zu vermeiden.

Aloe Arborescens: Eine kostengünstige und schmerzfreie Alternative

Aloe Arborescens hat sich als kostengünstige und schmerzfreie Therapieoption erwiesen, die den Körper auf natürliche Weise unterstützen kann. Im Vergleich zu traditionellen Therapieformen ist Aloe Arborescens nicht nur finanziell erschwinglicher, sondern bietet auch eine weniger belastende Möglichkeit, mit der Krankheit umzugehen.

Die Nährstoffe der Aloe Arborescens fördern die Selbstheilungskräfte des Körpers, ohne die schädlichen Nebenwirkungen von Strahlen- und Chemotherapie hervorzurufen. Ich möchte keine Wunder versprechen, aber weltweit haben viele Menschen durch Aloe Arborescens neue Gesundheit und Lebensfreude gefunden. Einige konnten sogar dem drohenden Tod entrinnen.

Mit der Kraft der Natur gegen Krebs

Die Volksweisheit "Gegen jede Krankheit ist ein Kraut gewachsen" hat sich bei der Erforschung der Aloe Arborescens als besonders zutreffend erwiesen. Unser Planet bietet uns eine Vielzahl von Pflanzen und Kräutern, die gegen verschiedene Krankheiten wirksam sein können. Die Naturheilkunde, die oft als sanfte Alternative zur chemischen Keule gesehen wird, hat in vielen Fällen positive Ergebnisse erzielt.

Bei der Selbstbehandlung mit Pflanzen ist jedoch Vorsicht geboten. Nebenwirkungen, Allergien und Wechselwirkungen mit Medikamenten sind mögliche Risiken.

Aloe Arborescens in wissenschaftlichen Studien untersucht

Chinesische Forscher haben in einer Studie herausgefunden, dass Aloe Emodin, ein Inhaltsstoff der Aloe Arborescens, das Wachstum von Krebszellen hemmen kann. Eine weitere Studie mit 240 Probanden zeigte, dass diejenigen, die Aloe Arborescens während einer Chemotherapie einnahmen, die Behandlung besser überstanden und eine deutliche Reduktion der Tumorzellen aufwiesen.

Die vielschichtige Struktur von Aloe Arborescens

Die Aloe Arborescens zeichnet sich durch ihren mehrschichtigen Aufbau aus:

1. Die grüne Hülle: Enthält Phytonährstoffe, Enzyme, Öle und Polysaccharide.
2. Die mittlere Schicht: Sie besteht aus einer faserigen Struktur und dem gelben Saft, der als "Lebenssaft" bezeichnet wird.
3. Die innere Schicht: Enthält ein Gel aus ca. 99% Wasser, das viele Nährstoffe, Mineralien, Aminosäuren und lebenswichtige Vitamine enthält.

Anwendungsempfehlungen

Wie man eine Kur mit Aloe Arborescens gestaltet, wird detailliert im Buch von Pater Romano Zago, "Aloe Arborescens gegen Krebs", oder auf der Webseite https://www.ichbesiegtemeinenkrebs.de/Aloe-Arborescens beschrieben.

Aloe Arborescens gegen Krebs!

Wenn du wissen möchtest, wie man eine Kur mit Aloe Aborescens durchführt, findest du Informationen hier auf der angegebenen Website. Dort findest du auch eine Liste mit häufig gestellten Fragen und einen Erfahrungsbericht über die Aloe Arborescens, der mich damals sehr bewegt hat.

Auf meinem persönlichen Weg zur ganzheitlichen Heilung hat die Aloe Arborescens eine wichtige Rolle gespielt. Ich wünsche mir, dass dieser Erfahrungsbericht und Wegweiser anderen Menschen Mut und Orientierung geben kann. Gerne gebe ich in diesem Buch weitere Erkenntnisse und Erfahrungen mit bemerkenswerten Naturprodukten weiter. Sei gespannt auf weitere Einblicke und Tipps, die mein persönlicher Weg nach 10 Jahren Kampf gegen den Krebs zu bieten hat. Für weitere Fragen stehe ich dir gerne zur Verfügung.

Cherimoya - Die Kraft der Krebshemmung in einer Frucht

Die Cherimoya, auch "Prinzessin der Früchte" oder "Erdbeerbirne" genannt, spielt auf meinem persönlichen Heilungsweg eine besondere Rolle. Diese exotische Frucht, die wir regelmäßig frisch essen, hat sich nicht nur zu einer meiner Lieblingsfrüchte entwickelt, sondern spielt auch eine wichtige Rolle in meinem Kampf gegen den Krebs.

Die krebshemmenden Eigenschaften der Cherimoya

Die Cherimoya besitzt erstaunliche krebshemmende Eigenschaften und kann bis zu zwölf bösartige Krebszellen vernichten. Positive Effekte wurden insbesondere bei Krebszellen des Dickdarms, der Gebärmutter, der Brust, der Prostata, der Lunge und der Bauchspeicheldrüse beobachtet. Die natürlichen Inhaltsstoffe der Frucht haben das Potenzial, nicht nur das Wachstum von Krebszellen zu hemmen, sondern auch deren Abtötung zu unterstützen.

Ein Geschmackserlebnis der besonderen Art

Die Cherimoya hat nicht nur einen beeindruckenden gesundheitlichen Wert, sondern ist auch eine wirklich leckere Frucht. Ihr süßer, fruchtiger Geschmack vereint die besten Eigenschaften von Erdbeere, Himbeere und Birne mit einer dezenten Zimtnote. Das cremige, fast ölige Fruchtfleisch verleiht der Cherimoya eine einzigartige Textur und Geschmackskomplexität.

Nährstoffreiche Vielfalt

Die Cherimoya zeichnet sich nicht nur durch ihren unverwechselbaren Geschmack aus, sondern enthält auch eine Fülle an Nährstoffen. Von Vitaminen über Mineralstoffe bis hin zu Ballaststoffen bietet die Frucht einen ganzheitlichen Ernährungsansatz. Diese Nährstoffdichte spielt eine wichtige Rolle in meiner ganzheitlichen Heilungsstrategie.

Die Cherimoya in der Heilkunde

In verschiedenen Kulturen wird die Cherimoya auch wegen ihrer medizinischen Eigenschaften geschätzt. Neben ihrer krebshemmenden Wirkung werden ihr auch entzündungshemmende und antioxidative Eigenschaften zugeschrieben. In der traditionellen Medizin wird die Frucht seit langem zur Stärkung des Immunsystems und zur Förderung des allgemeinen Wohlbefindens eingesetzt.

Eingebettet in den Alltag

Der regelmäßige Verzehr der Cherimoya ist zu einem festen Bestandteil meiner Ernährung geworden. Die Frucht ist nicht nur eine leckere Ergänzung, sondern auch ein Symbol der Hoffnung und Stärke in meinem persönlichen Kampf gegen den Krebs. Ihr Beitrag zu meiner ganzheitlichen Genesung unterstreicht die Bedeutung einer ausgewogenen Ernährung als integralen Bestandteil eines umfassenden Heilungsansatzes.

Um mehr über die Cherimoya und ihre positiven Auswirkungen auf die Gesundheit zu erfahren, lese bitte die wissenschaftlichen Studien und die einschlägige Literatur.

Weitere Erkenntnisse, Einsichten, Erfahrungen und Tipps, die mein persönlicher Weg nach 10 Jahren Kampf gegen den Krebs zu bieten hat, findest du in diesem Buch.

Ananas

Die Ananas, weltweit als beliebte Frucht geschätzt, findet nicht nur in zahlreichen Speisen, Getränken und Desserts Verwendung, sondern birgt auch heilende Kräfte, die vielen unbekannt sind. Als reichhaltige Quelle für lebenswichtige und gesunde Inhaltsstoffe hat die Ananas in der alternativen Medizin einen unverzichtbaren Platz als wahres Heilmittel erlangt. Seit Jahrtausenden nutzen Naturvölker die Heilkraft der Ananas zur Behandlung verschiedener Krankheiten.

Die Ananas zeichnet sich durch ihre hohe Konzentration an Vitaminen, Enzymen, Mineralien und Spurenelementen aus, die einen nachweislich positiven Einfluss auf die Gesundheit ausüben. Das natürliche Verdauungsenzym Bromelain, das in der Ananas enthalten ist, steht besonders im Fokus. Hier sind einige medizinische Eigenschaften der Ananas:

- Unterstützung bei Blasenbeschwerden, Nierenleiden und Tripper.
- Wirkung gegen Skorbut, Scharlach, Nierensteine und Nierenentzündungen.
- Förderung des Stoffwechsels und Unterstützung beim Abnehmen.
- Entzündungshemmende Wirkung sowie Unterstützung der Fettverbrennung.
- Entspannung der Muskulatur und Bekämpfung von Muskelkrämpfen.
- Schutz vor Arterienverkalkung und Förderung des Denkvermögens.
- Wirksam gegen Stress, stärkend für die Nerven und beruhigend.
- Wirkt gegen Krebs und beugt vor.
- Unterstützung der Leistungsfähigkeit und Bekämpfung von Depressionen, Ängsten und Nervosität.

Die Ananas wirkt darüber hinaus entsäuernd, stimmungsaufhellend und euphorisierend. Sie bekämpft Erkältungskrankheiten, unterstützt die Hautpflege, wirkt entwässernd und hat sogar eine entwurmende Wirkung. Die vielseitigen gesundheitlichen Vorteile machen die Ananas zu einem Glücklichmacher für unseren Körper.

Besonders bemerkenswert ist das Enzym Bromelain, das nicht nur die Verdauung fördert, sondern auch nachweislich eine Rolle in der Krebsbekämpfung spielt. Eine im Fachmagazin Cancer Letter veröffentlichte Studie belegt, dass Bromelain entzündungshemmende Wirkungen hat und sogar Immunzellen aktivieren kann. Darüber hinaus verhindert es die Bildung von Tumoren, indem es die schützende Hülle um Krebszellen erkennt und entfernt. Diese Entdeckung zeigt, dass Bromelain einen erfolgreichen Beitrag zur Krebsprävention und -bekämpfung leisten kann.

Algen

Algen sind ein wiederkehrendes Thema, dem wir häufig begegnen. Inzwischen sind Algen in unseren Breitengraden zu einem festen Bestandteil unserer Ernährung geworden. Es existieren Hunderttausende von Arten verschiedenster Algen, die alle eine gemeinsame Eigenschaft teilen: Sie ernähren sich über das Chlorophyll von Sonnenlicht. Von diesen Algenarten sind knapp 200 essbar. Die Inhaltsstoffe der Algen verleihen ihnen zu Recht den Namen Superfood. Neben einem hohen Chlorophyllgehalt enthalten sie auch Vitamine, Spurenelemente, Jod, Omega-3-Fettsäuren, Folsäure und Mikronährstoffe.

Bekannte Algen im europäischen Raum, die als Superfood gelten, sind:

- Spirulina (als Nahrungsergänzungsmittel)
- Chlorella (ebenfalls als Nahrungsergänzungsmittel)
- Wakame (in japanischen Misosuppen)
- Ulva (als Salz)
- Nori (in Salaten und für Sushi)

An dieser Stelle werde ich keine ausführliche wissenschaftliche Abhandlung über die verschiedenen Algen verfassen, sondern euch einen groben Überblick verschaffen.

Hinsichtlich der Chlorella- und Spirulina-Algen sei angemerkt, dass sie aufgrund ihres hohen Chlorophyllgehalts besonders gut zur Ausleitung von Schwermetallen und Toxinen geeignet sind. Sie können diese Schadstoffe binden und aus dem Körper ausschwemmen. Wer also eine Entgiftungskur plant, sollte diese Algen in Betracht ziehen.

Hier sind einige medizinische Eigenschaften der Algen:

- Aktivierung des Stoffwechsels.
- Stärkung des Immunsystems.
- Anti-Krebs-Wirkung.
- Positive Wirkung nach Chemo- und Strahlentherapie.
- Antioxidative Wirkung.
- Stärkung des Rückenmarks.
- Stärkung der Nerven.
- Antibakterielle Wirkung.
- Antivirale Wirkung.
- Entzündungshemmende Wirkung.
- Stärkung des Herzens.
- Förderung der Immunabwehr.
- Stoffwechselfördernde Wirkung.
- Antipilzwirkung.
- Förderung der Lern- und Konzentrationsfähigkeit.

- Positive Wirkung während Schwangerschaft und Stillzeit.
- Energie spendende Wirkung.
- Entgiftende Wirkung.

Frische Algen und Algenprodukte sind in gut sortierten Bioläden und Reformhäusern erhältlich. Ein zusätzlicher Tipp: Falls ihr Bedenken wegen des hohen Jodgehalts in manchen Algen habt, könnt ihr dies durch Einweichen vor der Zubereitung mildern.

Wir haben die lebenden Algen oder die mikroskopisch kleinen Blaualgen als Nahrungsergänzungsmittel von Waldkraft ausgewählt.

Lebende Chlorella-Algen - 250ml mit Chlorella-Algen aus Sibirien

Gesundheit steht bei Waldkraft an erster Stelle. Das Unternehmen legt großen Wert darauf, dass die Produkte von höchster Qualität sind und unter strengsten Kontrollen hergestellt werden.

Du erhältst 10% Rabatt mit dem Code: natur auf deine erste Bestellung als Neukunde.

Bio-Spirulina Pulver - 90g in hochwertiger Bio-Qualität

Gesundheit steht bei Waldkraft an erster Stelle. Das Unternehmen legt großen Wert darauf, dass die Produkte von höchster Qualität sind und unter strengsten Kontrollen hergestellt werden.

Du erhältst 10% Rabatt mit dem Code: natur auf deine erste Bestellung als Neukunde.

Brokkoli

Brokkoli enthält krebsbekämpfende Substanzen, und in diesem Bericht möchte ich speziell auf die nachgewiesenen Eigenschaften dieses Gemüses eingehen. Im Zusammenhang mit anderen Kohlgewächsen habe ich bereits über deren Inhaltsstoffe und gesundheitliche Wirkungen berichtet, weshalb ich nun auf die einzigartigen Eigenschaften von Brokkoli eingehen möchte. Bei der Erforschung seiner gesundheitlichen Vorteile stellt Brokkoli eine Herausforderung dar, da kontinuierlich neue, gesundheitsfördernde Substanzen in diesem Gemüse entdeckt werden.

Besonders erwähnenswert sind die nachgewiesenen krebsbekämpfenden Eigenschaften von Brokkoli. Im Gegensatz zu früheren Berichten, die sich auf präventive Maßnahmen gegen Krebs konzentrierten, geht es hier erstmals darum, dass Brokkoli sogar bereits vorhandenen Krebs eliminieren kann. Beim Verzehr von Brokkoli werden Inhaltsstoffe freigesetzt, die den Körper dazu anregen, krebsbekämpfende Substanzen zu bilden und aktiv einzusetzen.

Forscher der Ohio State University haben herausgefunden, dass sowohl Brokkoli als auch Rosenkohl die Ausbreitung von Krebszellen verhindern können, wobei eine spezielle krebsbekämpfende Substanz namens 13C eine zentrale Rolle spielt. Eine Studie dazu wurde im Fachmagazin Cancer Prevention Research veröffentlicht. Bei Brustkrebspatienten im fortgeschrittenen Stadium wurde beobachtet, wie 13C dem Krebs die Grundvoraussetzung für Wachstum und Ausbreitung entzog. Ähnliche Erfolge wurden auch bei Patienten mit Gebärmutterhalskrebs nach der Einnahme von 13C verzeichnet.

Es gibt noch weitere Forschungsergebnisse zu 13C, aber an dieser Stelle möchte ich meinen Bericht abschließen. Mein Ziel ist es nicht, dich mit zahlreichen Studien und Ergebnissen zu überhäufen, sondern vielmehr zu zeigen, dass es mehr als nur die herkömmliche chemische Medizin gibt. Die Natur bietet uns wertvolle Naturheilmittel, die entdeckt, akzeptiert und genutzt werden sollten. Jeder sollte das Recht haben, selbst zu entscheiden, welche Behandlung er bevorzugt. Daher solltest du in Erwägung ziehen, ob du dich wirklich auf die "chemische Keule" einlassen möchtest, die alles vernichtet, unabhängig davon, ob gesund oder krank. Möglicherweise bevorzugst du stattdessen die Natur, die ausschließlich kranke Zellen bekämpft. Letztendlich liegt die Entscheidung ganz bei DIR!

Einkaufen ist in der heutigen Zeit Vertrauenssache. Da die Produkte von Waldkraft biologisch rein, zertifiziert und schadstofffrei sind, kann ich sie mit Überzeugung empfehlen. Ich und meine ganze Familie sind langjährige Waldkraft-Kunden und schätzen die Qualität der Produkte.

Cordyceps

Der diabetische Raupenpilz, auch bekannt als tibetanischer Raupenpilz oder Cordyceps sinensis, ist ein wissenschaftlich anerkannter Heilpilz, der seine Heimat im Himalaya auf dem Hochplateau in etwa 5000 Metern Höhe hat. In der Traditionellen Chinesischen Medizin (TCM) spielt dieser Pilz seit vielen Jahrhunderten eine unverzichtbare Rolle.

Cordyceps ist besonders reich an Antioxidantien und hat die Fähigkeit, freie Radikale einzufangen und zu eliminieren. Er enthält wichtige Substanzen, die die körpereigene Abwehr stärken, insbesondere sogenannte Killerzellen. Der tibetanische Raupenpilz wird als begleitende Maßnahme in der Krebstherapie eingesetzt, da er in der Lage ist, den Tumor und die Krebszellen direkt zu bekämpfen.

Die Wirkungen des tibetanischen Raupenpilzes erstrecken sich unter anderem auf die Bekämpfung von Krebs, die Stärkung des Herzens, die Regulation von Herzrhythmusstörungen, eine aphrodisierende Wirkung, die Stärkung der Lunge, die Förderung der Leistungsfähigkeit, die Stärkung des Immunsystems und der Libido, die Steigerung des Allgemeinbefindens, die Unterstützung bei Impotenz, die Bekämpfung von Atemwegserkrankungen wie Bronchitis und Asthma, die Reduzierung von Müdigkeit, die Linderung von Schwindelgefühlen, die Verbesserung der Gedächtnisleistung und die Bekämpfung von Tinnitus.

Wir haben Cordyceps als Nahrungsergänzungsmittel für uns von Waldkraft ausgewählt.

Kraftpilz Cordyceps - Natürliches Pilzpulver in Waldkraft-Qualität

Gesundheit steht bei Waldkraft an erster Stelle. Das Unternehmen legt großen Wert darauf, dass die Produkte von höchster Qualität sind und unter strengsten Kontrollen hergestellt werden.

Du erhältst 10% Rabatt mit dem Code: natur auf deine erste Bestellung als Neukunde.

Die exotische Drachenfrucht – Pitahaya

Die gesunde exotische Drachenfrucht kämpft aktiv gegen Krebszellen an. Die Drachenfrucht, auch als Pitahaya bekannt, hat ihren Ursprung in Mittelamerika und gehört zur Familie der Kakteengewächse. Sie ist in den tropischen Klimazonen beheimatet und findet sich in weiten Teilen der Tropen. Es existieren drei verschiedene Arten, die sich im Geschmack kaum unterscheiden:

- Hylocereus undatus: Pinke Schale, weißes Fruchtfleisch
- Hylocereus monacanthus: Pinke Schale, rotes Fruchtfleisch
- Selenicereus megalanthus: Gelbe Schale, weißes Fruchtfleisch

Für den Verzehr empfehle ich stets die Drachenfrucht mit dem roten Fruchtfleisch, da hier nachweislich die meisten Nährstoffe zu finden sind. Die Pitahaya ist eine kostbare und seltene Frucht. Die Blüte der Pitahaya kann nur in einer Nacht im Jahr bestäubt werden; zuvor muss die Pflanze bereits 20 Jahre gewachsen sein, damit die ersten Früchte entstehen können.

Die Drachenfrucht ist besonders herausragend aufgrund ihrer gesundheitlichen Eigenschaften. Sie ist reich an Nährstoffen, die einen schützenden Effekt gegen Krebs bieten. Die Pitahaya, als krebsbekämpfende Exotin, enthält viele Antioxidantien, Beta-Carotin sowie eine Fülle an Vitaminen A, B, C und E, Eisen, Phosphor, Kalzium und eiweißspaltenden Enzymen. Ein bedeutender Vorteil liegt darin, dass die Frucht das Antioxidans Lycopene enthält, welches nachweislich verschiedene Krebszellen ausschalten kann. Die Ballaststoffe der Frucht wirken zudem verdauungsfördernd, was dazu beiträgt, mögliche krebserregende Giftstoffe aus dem Körper zu eliminieren.

Einige Eigenschaften der Drachenfrucht umfassen:

- Reich an Antioxidantien.
- Wirkt gegen Krebs und beugt vor.
- Stärkt das Immunsystem.
- Reguliert den Blutzuckerspiegel.
- Fördert die Verdauung.
- Beugt Herzkrankheiten vor.
- Reguliert das Zellwachstum.
- Wirkt positiv auf das Sehorgan aus.
- Stärkt die Sehkraft.
- Festigt das Bindegewebe.
- Glättet die Haut.

- Positiver Einfluss auf die Blutbildung.
- Positiver Einfluss auf Zähne und Knochen.
- Besitzt probiotische Eigenschaften.
- Wirkt gegen Diabetes und Insulinresistenz.

Auch wissenschaftliche Studien, wie die im US-Magazin "Nutrition and Cancer" veröffentlichte, haben bereits belegt, dass die Drachenfrucht Krebszellen vernichten kann. Die Natur schenkt uns alles, was wir benötigen, um Krankheiten zu trotzen. Stärke deine Selbstheilung und dein körpereigenes Abwehrsystem ohne Chemie und Medikamente. Gebe Krankheiten wie Krebs keine Chance.

Einjähriger Beifuß – Ein wirksames Mittel im Kampf gegen Krebs

Bist du mit dem Einjährigen Beifuß vertraut? Vielleicht kennst du ihn auch unter den Namen Mugwurz, Buckkraut, Weiberkraut, Sonnenwendkraut, Jungfernkraut, Besenkraut, Frauenwurz, Weibergürtelkraut, Fliegenkraut, Gänsekraut oder Johannishaupt. Schon für die alten Germanen galt der Beifuß als mächtigste und wertvollste Pflanze. Hippokrates studierte diese Pflanze und kam zu dem Schluss, dass sie menstruationsfördernd wirkt. Hildegard von Bingen pries den Beifuß als Heilpflanze, die Linderung bei schwerer Kost verspricht. Die Römer legten sich Beifuß in die Sandalen, um Übermüdung vorzubeugen. Der Name Frauenwurz entstand aufgrund seiner Anwendung bei bestimmten Frauenleiden.

Heute ist der Beifuß vor allem für die Inhaltsstoffe Absinth und Wermut bekannt. Typisch ist sein Duft nach Thymian, Minze oder Kampfer. Aufgrund seiner Inhaltsstoffe wird der Einjährige Beifuß in vielen medizinischen und therapeutischen Anwendungen eingesetzt, darunter verschiedene ätherische Öle wie Menthol, Thymol, Cumarin und Artemisinin.

Die alte chinesische Medizin erkannte bereits vor Jahrhunderten die Wirksamkeit dieser Pflanze. In den letzten Jahren wurden Studien von Henry Lai und Narendra Singh an der Universität Washington durchgeführt. Dabei wurde festgestellt, dass der Wirkstoff Artemisinin, ein Derivat des Wermuts, wirksam gegen Krebs ist. Artemisinin ist der wichtigste Inhaltsstoff des Beifuß und hat nachweislich krebsbekämpfende Eigenschaften. In Afrika, China und Vietnam wird dieses Heilmittel erfolgreich gegen Infektionen mit multiresistenten Stämmen eingesetzt und hat sich auch bei der Malaria-Bekämpfung bewährt.

Wenn Artemisinin mit Eisen in Kontakt kommt, führt dies zu einer chemischen Reaktion. Dabei entstehen freie Radikale, die die Malariaparasiten bekämpfen. Krebszellen haben einen hohen Eisenverbrauch und sind mit Eisen gesättigt. Die Zugabe von Artemisinin zu einem von Krebs befallenen Körper löst die beschriebene chemische Reaktion aus. Dabei entstehen freie Sauerstoffradikale in der Krebszelle, die diese zerstören. Die Behandlung mit Artemisinin vernichtet nur die kranken Zellen, nicht jedoch die gesunden. Dies unterscheidet sich deutlich von der Chemotherapie, bei der alle Zellen, ob krank oder gesund, zerstört werden. Studien an Brustkrebszellkulturen haben gezeigt, dass bereits 16 Stunden nach Zugabe von Artemisinin 75% der Zellen vernichtet wurden. In einer vergleichbaren Studie mit Leukämiezellen wurden alle kranken Zellen bereits nach 8 Stunden getötet.

Artemisinin hat sogar bei Krebszellen gewirkt, die zuvor auf keine andere Therapie angesprochen hatten und gegen alle chemischen Mittel sowie Strahlenbehandlungen resistent waren. Die Wirksamkeit von Artemisinin ermöglicht erfolgreiche Krebsbehandlungen, auch bei den aggressivsten Krebsarten. Zudem verhindert dieser natürliche Wirkstoff die Ausbreitung von Tumoren durch Metastasen im Organismus. Henry Lai beschreibt Artemisinin als „in Zellkulturen etwa 100-mal wirksamer, Krebszellen zu töten als bekannte Zytostatika." Thomas Efferth vom Deutschen Krebsforschungszentrum (DKFZ) betont, dass der Einjährige Beifuß als Ergänzung in der Krebstherapie verwendet wird, insbesondere aufgrund der zerstörerischen Wirkung von Artesunaten auf schnell wachsende Krebszellen. Wissenschaftler des BioQuant-Zentrums der Universität Heidelberg haben ebenfalls in ihren Studien herausgefunden, dass Einjähriger Beifuß Tumorzellen vernichten kann.

Für alle, die Artemisia annua - das traditionelle Hexenkraut - erhalten möchten, empfehlen wir die Tinktur von Waldkraft.

Essiac

Hinter dem Begriff Essiac verbirgt sich eine Kräutermischung, die als Tee zur Förderung der Gesundheit genossen wird. Die Bekanntheit dieser Kräutermischung beruht auf ihrer angeblichen Wirksamkeit gegen Krebs, jedoch fehlt es an wissenschaftlichen Dokumentationen zu diesem Thema. Trotzdem möchte ich Essiac vorstellen, da mich gerade die fehlenden wissenschaftlichen Forschungen aufmerksam machen. Der Tee erhielt seinen Namen von Renée Caisse, einer Krankenschwester, die diese Teemischung von einem indianischen Medizinmann in Kanada für Krebspatienten im Endstadium erhielt. Sie gab diese Kräuterteemischung den Patienten und heilte damit viele von ihnen.

Wie so oft in der medizinischen Geschichte, wird ein Naturprodukt, das kostengünstig ist und durchschlagenden Erfolg in der Heilung schwerwiegender Erkrankungen wie Krebs zeigt, über kurz oder lang als toxisch und gefährlich erklärt und schlichtweg verboten.

Die Klinik, in der Renée Caisse erfolgreich ihre Patienten mit Essiac behandelte, wurde geschlossen, angeblich aufgrund des Todes eines Patienten durch die Kräuter. Verwunderlich für mich ist, dass Essiac seit über 70 Jahren in der schulmedizinischen Krebsbehandlung eingesetzt wird, insbesondere als Mittel gegen die extremen Nebenwirkungen von Chemo- und Strahlenbehandlungen. Alternativmediziner verwenden den Tee auch direkt als Therapie gegen Krebs.

Essiac-Tee besteht in der Regel aus vier verschiedenen Kräutern: Sauerampfer, Rhabarber, Rotulmenrinde und Klettenwurzel. Es wurde jedoch festgestellt, dass bestimmte Kräuter die Heilwirkung noch weiter steigern können, und es wurden zusätzliche Kräuter wie Rotklee, Benediktenkraut, Seetang und Brunnenkresse hinzugefügt. Heutzutage gibt es mehr als 40 verschiedene Essiac-Kräutermischungen, die unsere Gesundheit unterstützen können.

Hier sind einige medizinische Eigenschaften des Essiac-Tees:

- Wirkt gegen Krebs, Depressionen, Hautprobleme, Asthma, Autismus und unterstützt die Reinigung von Leber und Blut.

Den Tee kannst du in guten Reformhäusern oder online beziehen. Achte dabei bitte auf die Bio-Qualität, die für unsere Gesundheit entscheidend ist.

Feigenkaktus: Heilpflanze der Azteken

Der Feigenkaktus, ein Mitglied der Kakteengewächse, wurde bereits von den Azteken geschätzt und als "Sangteca" bezeichnet, was so viel bedeutet wie das "Blut der Azteken". Diese Frucht wächst unter extremen Bedingungen und wird oft in Regionen gefunden, in denen sonst wenig gedeiht. Der Feigenkaktus verfügt über einzigartige Überlebensmechanismen, die ihn vor widrigen Umständen schützen. Die Stoffe, die ihn beleben, haben auch positive Auswirkungen auf die Gesundheit unseres Organismus, darunter Vitamine, Antioxidantien, Beta-Carotin und viele andere Nährstoffe. Neben der essbaren Frucht können auch Blüten, Stängel und Blätter des Feigenkaktus roh, gegrillt oder gekocht verzehrt werden. Besonders wertvoll sind die Inhaltsstoffe in den Stängeln, die antibakteriell wirken.

Hier sind einige medizinische Eigenschaften des Feigenkaktus: Förderung der Wundheilung, Bekämpfung von Arteriosklerose, Linderung von Hautverbrennungen, Verhinderung der Bakterienvermehrung, Entfaltung von entzündungshemmenden und antioxidativen Wirkungen, antivirale Aktivität, Förderung der Verdauung, Prävention von Darmkrebs, Stärkung der Leber, Cholesterinregulierung, Gallschonung, Verbesserung der Darmfunktion, Förderung des Gewichtsverlusts, Anregung für Diabetiker, belebende Wirkung gegen Müdigkeit, Entgiftung, Stärkung des Immunsystems, Verhinderung von Verstopfung, Linderung von Blasenschmerzen, Bekämpfung von Cellulite, entwässernde Eigenschaften, Sättigungsgefühl, Leberreinigung, Stärkung der Knochen, Augenschutz, Hautpflege, Nierenproblemlinderung, Entzündungshemmung im Harnapparat sowie entspannende und nervenstärkende Wirkung.

Aufgrund seiner Inhaltsstoffe hat der Feigenkaktus auch in der medizinischen Forschung an Bedeutung gewonnen. Studien zeigen, dass er unterstützend zur Chemotherapie und Strahlentherapie eingesetzt werden könnte, da er Wirkstoffe enthält, die schädliche Strahlungen kompensieren können.

Graviola, die Wunderfrucht aus dem Regenwald

Falls dir der Name Graviola nicht geläufig ist, könnte es daran liegen, dass du diese Frucht unter dem Namen Stachelannone oder Sauersack kennst.. Naturvölker nutzten diese Frucht bereits vor vielen Jahrhunderten als Heilmittel, und in Südamerika ist sie ein fester Bestandteil der traditionellen Medizin. Dabei werden nicht nur die Frucht, sondern auch die ganze Pflanze inklusive Wurzeln, Samen, Rinde und Blätter für medizinische Zwecke verarbeitet.

Hier sind einige medizinische Eigenschaften der Graviola:

- Agiert gegen Durchfall und stoppt diesen.
- Wirkt gegen Krebserkrankungen.
- Senkt den Blutdruck und steigert die Vitalität.
- Fördert den Schlaf und vernichtet Würmer sowie Parasiten.
- Agiert gegen Grippe, ist wundheilend und schleimlösend.
- Hat entzündungshemmende Eigenschaften und fördert die Laune.

- Wirkt bei Husten, steigert die Lebenskraft und schmeichelt der Haut.
- Agiert gegen Hautprobleme und Arthritis, sowie antibakteriell.
- Senkt das Fieber, wirkt gegen Rheuma und entkrampfend.
- Agiert gegen Ruhr, reinigt den Verdauungstrakt und hilft gegen Kopfläuse.
- Hilft gegen Depressionen und agiert gegen Krämpfe.
- Hilft bei Hauterkrankungen, beugt Herz-Kreislauf-Beschwerden vor.
- Agiert gegen Bakterieninfektionen und Arthrose, lindert Schmerzen.
- Agiert gegen Brustkrebs und Akne, befreit die Haut von Ekzemen.
- Lindert Ausschläge, agiert gegen Schuppenflechte, beugt Schlaganfällen vor.
- Agiert gegen Lebererkrankungen, hilft bei Magen-Darm-Beschwerden.
- Agiert harntreibend und lindert Juckreiz.

Besonders vielversprechend ist die Wirkung der Frucht gegen Krebs. Die Blätter der Graviola enthalten einen Wirkstoff namens Acetogenin, der nachweislich effektiver ist als das künstlich hergestellte Präparat Adriamizin. Obwohl zusätzliche Studien oft gefordert werden, gibt es bereits klare Ergebnisse. Die Wirksamkeit von Graviola gegen Krebs wurde bereits 2013 in einem Artikel der Deutschen

Wirtschafts Nachrichten (DWN) bestätigt. Trotz laborbestätigter Zerstörung von Brustkrebszellen und erfolgreicher Behandlung medikamentenresistenter Tumore mit Graviola, bleiben weitere Studien aus – ein Umstand, der Verwunderung hervorruft und Fragen aufwirft.

Leider scheint die Pharmaindustrie nicht daran interessiert zu sein, Graviola offiziell zu erforschen. Die außergewöhnliche Heilwirkung könnte möglicherweise viele künstliche Präparate in den Schatten stellen und sogar als untauglich und schädlich entlarven. Leider geht dies oft auf Kosten der Kranken.

Bitte achte darauf, dass es zu keinen Wechselwirkungen mit Medikamenten kommt, wenn du Graviola einnimmst.

Grüner Tee besiegt Krankheiten

Grüner Tee hat eine über 5000 Jahre alte Geschichte, die im alten chinesischen Kaiserreich begann und seit jeher zur asiatischen Trinkkultur gehört. Seine gesundheitlichen Vorzüge verdankt er vor allem den sekundären Pflanzenstoffen, die uns vor zahlreichen Krankheiten schützen. Mit über 130 gesundheitsfördernden Inhaltsstoffen ist grüner Tee eine wahre Wohltat für unseren Körper.

Hier sind einige medizinische Eigenschaften von grünem Tee:

- Vorbeugung gegen Osteoporose.
- Senkung des Krebsrisikos.
- Beruhigende Wirkung auf Magen und Darm.
- Antibakterielle Eigenschaften.
- Regulation des Blutdrucks.
- Verhinderung von Karies.

- Stärkung des Immunsystems.
- Antimikrobielle Wirkung.
- Hemmung der Blutgerinnung.
- Schutz vor Herz-Kreislauf-Erkrankungen.
- Stabilisierung der Gesundheit.
- Antioxidative Eigenschaften.
- Entgiftung des Körpers.
- Aktivierung der Fettverbrennung.
- Senkung des Cholesterinspiegels.
- Leistungsförderung und Ausdauersteigerung.
- Wirksam gegen Diabetes und Arteriosklerose.
- Antivirale, antientzündliche und antimykotische Wirkung.
- Förderung der Verdauung und Entsäuerung des Körpers.
- Hilfe bei Grippe, Mittelohrentzündung, Grauem Star, Haarausfall und vielen weiteren Beschwerden.

Besonders beeindruckend ist die Erfahrung des Heidelberger Universitätsprofessors Werner Hunstein, der seinen eigenen Krebs erfolgreich mit grünem Tee behandelte. Seine Erlebnisse lösten Diskussionen aus, da er selbst früher Chemotherapien empfohlen hatte. Nach erfolgloser Chemotherapie entschied er sich für täglichen Konsum von zwei Litern grünem Tee und erlebte eine deutliche Verbesserung. Seine Erfahrung wirft Fragen über die Wirksamkeit von grünem Tee gegen Krebs auf, vor allem in Anbetracht der oft harschen Nebenwirkungen von Chemotherapien.

Die Geschichte von Professor Hunstein zeigt, dass alternative Ansätze wie grüner Tee nicht nur wirksam, sondern auch schonender sein können. Es stellt sich die Frage, warum solche natürlichen Heilmethoden nicht weiter erforscht und anerkannt werden. Vielleicht liegt die Antwort in der enormen Wirtschaftlichkeit des Pharmamarkts, der auf patentierten Medikamenten basiert, insbesondere im Bereich der Chemotherapie. Jede Chemotherapie bringt der Pharmaindustrie immense Gewinne ein, während Naturprodukte kostengünstig, nebenwirkungsarm und heilend sind.

Es ist wichtig, dass Menschen das Recht haben, selbst zu entscheiden, wie sie behandelt werden möchten, ohne von der Pharmaindustrie bevormundet zu werden.

Hanf (Cannabis) - das erstaunliche Naturmittel

Möglicherweise fragst du dich, wie ich positiv über eine Droge schreiben und sie sogar als Wunderpflanze bezeichnen kann. In diesem Bericht geht es jedoch nicht um den Hanf, der für Joints verwendet wird und dann als Marihuana geraucht wird. Hier steht der Nutzhanf im Vordergrund, der im Gegensatz zu anderen Drogen keine psychoaktiven Substanzen (Tetrahydrocannabinol, THC) enthält. Dieser Bericht beleuchtet den Hanf als das Superfood der Zukunft, ein Nahrungsmittel, das bereits in kleinen Mengen eine Vielzahl von gesundheitlichen Vorteilen bietet. Hanf wurde in vielen antiken Zivilisationen angebaut und war ein Grundnahrungsmittel.

Hanf enthält eine Fülle hochwertiger Proteine, essentieller Aminosäuren, Vitamine und Antioxidantien.

Hier sind einige medizinische Eigenschaften von Cannabis: Förderung des Muskelaufbaus, Hautpflege, Stärkung der Augen, Immunsystemstärkung, Aktivierung der Abwehrkräfte, entzündungshemmende Wirkung, Hilfe bei Neurodermitis, Unterstützung bei Arthritis, muskelentspannende Wirkung, Hilfe bei diabetischer Neuropathie, Regulation des Hormonhaushalts, Festigung von Nägeln und Haaren, Entgiftung des Körpers, schmerzlindernde Wirkung, krampflösende Wirkung, Unterstützung bei Migräne, Gelenkentzündungen, Gelenkerkrankungen, Knochenerkrankungen, Appetitanregung, Schmerzlinderung, Anti-Übelkeit, Anti-Erbrechen, Hilfe bei Asthma, Sodbrennen, Grüner Star, Tinnitus, psychischen Erkrankungen, Entzündungen, Tourette-Syndrom, und Allergien.

Hanf, auch als Cannabis bekannt, ist eine Wohltat für Schmerzpatienten. Was macht Cannabis so wertvoll für all jene, die unter Schmerzen leiden? Wie unterscheidet sich die Wirkung von Cannabis von anderen Schmerzmitteln? Im Gegensatz zu anderen Präparaten entfaltet Cannabis seine schmerzstillende Wirkung im Rückenmark, wodurch Schmerzimpulse ausgeschaltet werden, bevor sie das Gehirn erreichen. Cannabis wirkt also nicht nur an einer bestimmten Stelle im Körper schmerzlindernd, sondern ganzheitlich. Diese Wirkung ist entscheidend für Menschen, deren Lebensqualität durch Nervenschmerzen beeinträchtigt ist, sei es aufgrund von Tumoren, Amputationen oder Nervenschädigungen durch Krebszellen. Im Vergleich zu herkömmlichen Schmerzmitteln verliert Cannabis auch nach längerer Einnahme nicht an Wirksamkeit.

Dies ermöglicht eine Reduzierung des Einsatzes starker Schmerzmittel wie Opioide, die mit unerwünschten Nebenwirkungen verbunden sind.

Warum sollten Menschen, die unter unerträglichen Schmerzen leiden, nicht die Erleichterung und dauerhafte Linderung durch die Einnahme von Cannabis erfahren? Mein Menschenverstand findet keinen Grund, der gegen die Verwendung von Cannabis spricht.

(Hinweis: Cannabis ist das lateinische Wort für Hanf)

Ingwer, ein Allheilmittel für unsere Gesundheit

Für einige von uns ist Ingwer ein bewährtes Heilmittel, während er für andere noch unbekannt ist. Ingwer, eine vielseitige Wurzel, wird seit Jahrtausenden erfolgreich in der chinesischen Medizin eingesetzt. Die gesundheitlichen Vorteile dieser Wurzel sind vielfältig und ihre Anwendungsmöglichkeiten zahlreich.

Hier sind einige medizinische Eigenschaften von Ingwer: Vorbeugung von Herz-Kreislauf-Erkrankungen, Senkung des Herzinfarktrisikos, positive Wirkung bei Schilddrüsenunterfunktion, Prävention von Erkältungen und Grippe, Linderung von Morgenübelkeit, Hilfe bei Magen- und Darmerkrankungen, Anti-Übelkeitseffekt, Bekämpfung von Schwangerschaftsübelkeit, krebsbekämpfende Wirkung, Hilfe bei Bauchschmerzen, Anti-Durchfall-Wirkung, entzündungshemmende Eigenschaften, Stärkung des Immunsystems, schleimlösende Wirkung, Hilfe bei Husten, Bekämpfung von Bronchitis und chronischem Husten, antivirale Eigenschaften, Hilfe bei Nasennebenhöhlenentzündungen, Linderung von Halsschmerzen, Hilfe bei Krämpfen, Gelenkschmerzen und Muskelschmerzen, Migränelinderung, Unterstützung bei Menstruationsbeschwerden, Anti-Mundgeruch-Effekt, Schwindelreduktion, Schmerzlinderung, Hilfe bei Reiseübelkeit und Seekrankheit, Unterstützung bei Arthritis, Rheuma und Arthrose, Entschlackungsförderung und Wirksamkeit bei Magen- und Darmkrebs sowie Krebserkrankungen im Allgemeinen.

Studien haben gezeigt, dass die Ingwerwurzel bei verschiedenen Krebserkrankungen äußerst erfolgreich ist. Bei der Krebsbekämpfung hat sich herausgestellt, dass Ingwer ausschließlich Krebszellen zerstört, gesunde Zellen jedoch unberührt lässt. Dies stellt einen erheblichen Unterschied zur herkömmlichen Chemotherapie dar, die auch gesunde Zellen angreift!

Ingwer wird gerne als Tee konsumiert. Ich empfehle jedem nicht nur, Ingwer in der Küche für verschiedene Gerichte zu verwenden, sondern auch regelmäßig Ingwertee zu trinken. Du wirst bald feststellen, dass der eine oder andere Schmerz nicht mehr so präsent ist.

Jiaogulan - "Kraut der Unsterblichkeit"

Hier ein Überblick über die faszinierende Pflanze Jiaogulan, auch bekannt als "Kraut der Unsterblichkeit". Jiaogulan gehört zur Familie der Cucurbitaceae und stammt ursprünglich aus Asien.

Diese Kletterpflanze ist reich an bioaktiven Verbindungen, die mit der Förderung der Gesundheit des Stoffwechsels und des Nervensystems in Verbindung gebracht werden.

Die positiven Eigenschaften von Jiaogulan sind insbesondere auf den Gehalt an Gipenosiden zurückzuführen, einer Gruppe von Triterpensaponinen mit antioxidativen und adaptogenen Eigenschaften.

Die Verwendung von Jiaogulan in der traditionellen Medizin reicht in China bis ins 15. Jahrhundert. Es wird seit langem zur Förderung des Wohlbefindens und bei bestimmten chronischen Erkrankungen eingesetzt. Insbesondere hat sich gezeigt, dass der Genuss von Jiaogulan-Tee die Kontrolle des Blutzuckerspiegels und die Insulinempfindlichkeit verbessert, was für Patienten mit Typ-2-Diabetes von besonderem Interesse ist.

Darüber hinaus wird Jiaogulan nicht nur als Wundermittel gegen Übergewicht, sondern auch gegen Stresszustände eingesetzt. Die adaptogenen Eigenschaften der Pflanze sind dafür bekannt, dass sie zur Stabilisierung der Nebennieren beitragen und somit körperliche und geistige Stressreaktionen reduzieren.

Trotz dieser positiven Aspekte gibt es bestimmte Situationen, in denen der Verzehr von Jiaogulan vermieden werden sollte. Dazu gehören Autoimmunerkrankungen, Durchblutungsstörungen, die Einnahme bestimmter Medikamente und Schwangerschaft. In diesen Fällen ist es ratsam, vor dem Verzehr von Jiaogulan einen Arzt oder eine Ärztin zu konsultieren.

Jiaogulan ist in verschiedenen Formen wie Tee, Pulver, Kapseln und Extrakten erhältlich, oft in Kräuterläden oder Reformhäusern. Es ist wichtig, sich an die Verzehrempfehlungen des Herstellers zu halten und die empfohlene Dosierung nicht zu überschreiten.

Zum Schluss noch eine einfache Zubereitung von Jiaogulan-Tee:

5 g getrocknetes und pulverisiertes Jiaogulan

250 ml Wasser

Der Tee wird zubereitet, indem man den getrockneten Jiaogulan mit kochendem Wasser übergießt und 10 Minuten bei Zimmertemperatur ziehen lässt. Nach dem Abseihen kann der Tee bis zu zweimal täglich getrunken werden.

Kaffee-Einlauf

Dieser Artikel behandelt die Selbstzubereitung von grünem Kaffee für Einläufe, eine Methode, die mithilfe einer speziellen Einlaufvorrichtung durchgeführt wird, die in Apotheken oder online erhältlich ist. Diese Form von Einläufen wurde durch die Gerson-Therapie bekannt, die von Dr. Max Gerson im Jahr 1930 entwickelt wurde, um Diabetes, Hauttuberkulose und Krebs zu behandeln. Es wird berichtet, dass Dr. Gerson mit dieser Methode erfolgreich schwer kranke Patienten geheilt hat.

Wie funktioniert ein Kaffee-Einlauf? Die Anwendung ist einfach: Der Kaffee wird in die Einlaufvorrichtung gefüllt, und das Ende des Schlauches wird rektal eingeführt. Auf diese Weise gelangt der Kaffee direkt in den Darm, wo die Wirkstoffe über die Darmschleimhaut in das Blut gelangen und schließlich die Leber erreichen. Dieser Einlauf dient der Reinigung der Leber, unserem Entgiftungsorgan. Die Leber entsorgt viele Giftstoffe über den Darm, die sich im Organismus angesammelt haben. Diese Entgiftung ist von entscheidender Bedeutung für die Gesundheit unseres Körpers. Wenn die körpereigene Entgiftung durch verschiedene Krankheiten gestört ist, können weder Schlacken noch Giftstoffe, die sich in unserem Körper ansammeln, effektiv beseitigt werden. Schadstoffe, Toxine, Stoffwechselabfallprodukte und mehr verbleiben im Blut, was zu erheblichen gesundheitlichen Schäden führt. Tumore, Krebs, Depressionen, Allergien, Hauterkrankungen, Immunschwäche, Magen- und Darmprobleme, chronische Erkrankungen und viele weitere Krankheiten können durch die "Vermüllung" unseres Körpers entstehen.

Die Anwendung von Kaffee-Einläufen bietet einen schonenden Weg zur Entgiftung, fördert die Gesundheit unseres Körpers und unterstützt die Leber in ihrer Entgiftungsfunktion. Die Bitterstoffe des Kaffees bewirken eine Erweiterung der Gallengänge, was die Produktion von Gallensaft intensiviert. Dieser Gallensaft transportiert schließlich schädliche Schlacken und Gifte ab, was zu gereinigten Gallengängen führt. Der Kaffee wirkt im Darm entzündungshemmend und verstärkt die Produktion von Enzymen, die für die Entgiftung des Körpers von großer Bedeutung sind.

Zubereitung des Kaffee-Einlaufs: Für den Einlauf benötigt man grünen Kaffeeextrakt, am einfachsten als Instantpulver. Drei gehäufte Esslöffel werden in einem Liter lauwarmem Wasser (idealerweise ionisiertes alkalisches Wasser, andernfalls destilliertes Wasser) aufgelöst. Es ist von Vorteil, wenn die Flüssigkeit bis zu 15 Minuten im Darm gehalten werden kann. Die Wassertemperatur sollte etwa 37 Grad betragen.

Die Dauer und Häufigkeit der Einläufe sollten je nach Schweregrad der Erkrankung individuell angepasst werden. Es ist wichtig, auf die eigenen Körperempfindungen zu achten und die Einläufe entsprechend durchzuführen. Ich rate von Kaffee-Einläufen ab für Personen, die auf Koffein allergisch oder empfindlich reagieren und an Mineralstoffmangel leiden.

Knoblauch-(Sirup): Die alternative Medizin

Für Menschen mit einer Penicillinallergie oder solche, die kein Penicillin einnehmen möchten, bietet sich eine gesunde Alternative an – der Knoblauch-Sirup. Seine Wirkung ist deutlich stärker als die von Penicillin und reicht sogar aus, um Krebs und viele andere Krankheiten zu behandeln. Hinsichtlich der Kosten sei kurz erwähnt, dass die Herstellung im Vergleich zu Penicillin nur Centbeträge erfordert. Dies könnte ein Grund dafür sein, warum diese Behandlungsmethode nicht öffentlich bekannt ist. Jeder kann diesen Sirup leicht selbst zubereiten, indem er Knoblauch, Honig und Apfelessig verwendet. Jede dieser Zutaten besitzt für sich allein bereits beeindruckende Heilkräfte, doch in Kombination entfalten sie eine noch stärkere Wirkung.

Einige der medizinischen Eigenschaften von Knoblauch-Sirup sind:

- Stärkung des Immunsystems.

- Senkung des Cholesterinspiegels.
- Blutdrucksenkung.
- Wirksamkeit gegen Gicht und Gelenkschmerzen.
- Bekämpfung von Arthritis.
- Antibakterielle Wirkung des Honigs.
- Antivirale Wirkung des Honigs, besonders bei Husten und Erkältung.
- Phytonährstoffe im Apfelessig, die Krebs vorbeugen
- Vorbeugung von Beinkrämpfen durch Apfelessig.
- Auflösung von Nierensteinen durch Apfelessig.
- Antivirale und antibakterielle Eigenschaften des Knoblauchs.

Aufgrund des Allicingehalts zählt Knoblauch zu den stärksten natürlichen Antibiotika auf unserem Planeten. Der Verzehr von Knoblauch-Sirup hat keine Nebenwirkungen; im Gegenteil, er verhindert Krankheiten und fördert optimale Gesundheit.

Für diejenigen, die den Sirup selbst zubereiten möchten, hier das Rezept: 1 Tasse Honig (ca. 200 ml), 1 Tasse Apfelessig (ca. 200 ml), 9 geschälte und klein geschnittene Knoblauchzehen. Den zerkleinerten Knoblauch zusammen mit den anderen Zutaten in einen Mixer geben und gut mixen. Die Mischung in einen gut verschließbaren Glasbehälter gießen und für etwa 5 Tage im Kühlschrank ruhen lassen. Während dieser Zeit täglich einmal gut durchmischen. Nach den 5 Tagen ist der Sirup fertig.

Anwendung/Dosierung: 2 Teelöffel Knoblauch-Sirup in ein großes Glas Wasser mischen und auf nüchternen Magen langsam schluckweise trinken. Es wird empfohlen, nicht alles auf einmal zu trinken, um mögliche Magenschmerzen zu vermeiden.

Kresse

Kresse zählt zu den weltweit bekannten Naturheilmitteln und wird bereits seit der Antike von verschiedenen Kulturen geschätzt. Sowohl die Römer als auch die Griechen erkannten die heilende Kraft dieser Pflanze. Egal ob in Afrika, Arabien, Persien oder Europa – überall ist die heilende Wirkung der Kresse bekannt. Kresse kann bei vielen gesundheitlichen Beschwerden unterstützen und so manche Krankheit bereits im Keim ersticken. Selbst in kleinen Mengen liefert Kresse eine Vielzahl wichtiger Nährstoffe und Vitalstoffe. Es ist erstaunlich, wie viel Heilung in dieser kleinen Pflanze steckt. Unscheinbar, aber mit großer Heilkraft. In der Ayurveda, aber auch in Ostasien und China, wird Kresse seit Jahrtausenden verwendet.

Hier sind einige medizinische Eigenschaften von Kresse: Bekämpft Diabetes, unterstützt bei Nierensteinen, lindert Magen-Darm-Beschwerden, mindert Menstruationsbeschwerden, wirkt gegen Krebs, hilft bei Atemproblemen, wirkt bei Schilddrüsenüberfunktion, reguliert den Blutzuckerspiegel, stärkt das Herz-Kreislauf-System, beugt Herz-Kreislauf-Erkrankungen vor, besitzt antioxidative Eigenschaften, wirkt gegen Thrombose, reduziert das Infarktrisiko, senkt das Schlaganfallrisiko, beugt Gefäßverengung vor, senkt den Blutdruck, reguliert den Blutdruck, wirkt entgiftend, entwässert, ist harntreibend, pflegt die Haut, wirkt gegen Verdauungsbeschwerden, hilft bei Durchfall, reduziert Blähungen, hat antibakterielle Wirkungen, hilft bei Erkältungen, wirkt entzündungshemmend, löst Schleim, lindert Halsschmerzen, mindert Asthma, dämpft Husten, hilft bei Kopfschmerzen, wirkt gegen Migräne, unterstützt die Knochenheilung, wirkt appetitanregend, wirkt gegen Frühjahrsmüdigkeit, hat antibiotische Eigenschaften, wirkt gegen Viren, Bakterien und Pilze, unterdrückt Heißhunger, fördert das Abnehmen, stärkt Niere und Blase, wirkt gegen Harnwegsinfektionen, verbessert die Nierenfunktion und beugt Kalkablagerungen vor.

Besonders bemerkenswert ist, dass Gartenkresse wirkungsvoller als Antibiotika sein kann. Menschen mit Antibiotikaresistenz können in der Kresse eine Heilung finden. Krankheitserreger, gegen die Antibiotika machtlos sind, werden erfolgreich durch Kresse bekämpft. Um die heilenden Wirkungen zu erleben, empfehle ich, Kresse täglich in den Speiseplan zu integrieren.

Kurkuma - Eine Wertvolle Heilpflanze

Kurkuma, auch bekannt als Gelbwurz oder indischer Safran, stammt aus Südostasien und gehört zur Familie der Ingwergewächse. Seit 5000 Jahren wird diese Pflanze in Indien als heilig verehrt und findet intensive Anwendung sowohl im Ayurveda, der indischen Medizin, als auch in der traditionellen chinesischen

Medizin. In Europa wird zunehmend die Wirksamkeit dieser Heilpflanze erkannt, insbesondere ihres Inhaltsstoffs Curcumin, der eine starke medizinische Heilwirkung aufweist. Durch den Einsatz von Kurkuma kann die Gesundheit unterstützt und wiederhergestellt werden.

Hier sind einige medizinische Eigenschaften von Kurkuma:

- Senkung des Cholesterinspiegels.
- Krebsbekämpfende Wirkung.
- Schutz vor Alzheimer.
- Senkung des Blutzuckers.
- Wirksam gegen Rheuma und Arthritis.
- Hilfe bei Verdauungsproblemen.
- Unterstützung bei Arthrose.
- Förderung des Abnehmens.
- Unterstützung bei Lebererkrankungen und Gallenbeschwerden.
- Linderung von Herpes.
- Antimikrobielle Wirkung.
- Anti-neoplastische Eigenschaften.
- Entzündungshemmende Wirkung.
- Schutz gegen Herzkrankheiten und Steigerung der Herztätigkeit.
- Schmerzlinderung.
- Positiver Einfluss bei Diabetes.
- Hemmung der Metastasenbildung.

- Antioxidative Eigenschaften.
- Stimulierung des Immunsystems.
- Hemmung von Krebsentwicklungen, insbesondere Hautkrebs, Gebärmutterhalskrebs, Darmkrebs, Prostatakrebs, Lungenkrebs und Brustkrebs.

Medizinisch betrachtet ist Kurkuma ein äußerst wertvolles Heilmittel, das bei der Bekämpfung zahlreicher Krankheiten und Leiden eine bedeutende Rolle spielt.

Leinsamen – Der Krebsbekämpfer

Leinsamen, die Samen des Flachses, sind vor allem für ihre füllende und quellende Wirkung im Darm bekannt. Sie regen die Darmbewegung an und führen schließlich zu einer gewünschten Ausscheidung, wirken also abführend. Leinsamen enthalten viele wichtige Inhaltsstoffe, darunter Ballaststoffe, Omega-3-Fette und Lignane. Das gesunde und bekannte Leinöl wird aus Leinsamen hergestellt. In zahlreichen Studien wurde nachgewiesen, dass Leinsamen wertvoll bei der Bekämpfung von Krebserkrankungen ist, da sie pflanzliche Stoffe enthalten, die nachweislich das Krebsrisiko senken.

Hier sind einige medizinische Eigenschaften von Leinsamen:

- Bekämpfung von Krebs, insbesondere Prostatakrebs, Lungenkrebs, Brustkrebs und Darmkrebs.
- Hemmung von Krebserkrankungen und Tumorzellen.
- Tumorschrumpfung.

- Bekämpfung von Magen-Darm-Erkrankungen und Linderung von Darm- und Magenbeschwerden.
- Hemmung von Entzündungen im Darm und Magen.
- Abführende Wirkung und Bekämpfung von Verstopfung.
- Bekämpfung von Herz-Kreislauf-Erkrankungen und Bluthochdruck.
- Unterstützung bei Beschwerden in den Wechseljahren.
- Bekämpfung von Arthrose.
- Senkung des Cholesterinspiegels.
- Positive Wirkung auf die Nieren.
- Bekämpfung von Herz-Gefäß-Krankheiten.

Schwangere und Menschen mit chronischen Krankheiten sollten Leinsamen ohne ärztlichen Rat meiden. Um unerwünschte Wechselwirkungen zu vermeiden, sollten Leinsamen immer eine Stunde vor oder nach der Einnahme anderer Medikamente verzehrt werden. Besondere Vorsicht ist bei einer gleichzeitigen Einnahme von Leinsamen (nicht aber des Öls) mit Medikamenten gegen Durchfall geboten, um einen Darmverschluss zu verhindern. Leinsamen sind in Form von Tee, Samen, Pulver oder Leinöl erhältlich.

Löwenzahn – Ein unterschätztes Heilmittel gegen Krebs

Es gibt eine bemerkenswerte Heilkraft im Löwenzahn, die oft übersehen wird, insbesondere im Zusammenhang mit seiner Wirkung gegen Krebs. Der Extrakt aus Löwenzahnwurzeln hat die erstaunliche Fähigkeit, menschliche Tumorzellen zu veranlassen, sich ohne jegliche Nebenwirkungen selbst zu zerstören. Studien belegen, dass die Wurzel des Löwenzahns Krebszellen gezielt angreift, ohne dabei gesunde Zellen zu schädigen.

Die Wirkung der Löwenzahnwurzel ist sogar um ein Vielfaches intensiver als bei herkömmlichen Chemotherapien, da sie sämtliche Krebszellen eliminiert. Dies eröffnet Hoffnung für Menschen, die an chemotherapieresistenten Melanomen leiden oder sich gegen eine herkömmliche Chemotherapie aussprechen.

In Kanada wurde ein Extrakt aus Löwenzahnwurzeln entwickelt, der als Pulver in Wasser aufgelöst und wie ein Tee konsumiert wird. In einer Krebsklinik erhielten Patienten, bei denen vorherige Behandlungen erfolglos waren, diesen Tee. Die Ergebnisse waren vielversprechend und wirkungsvoll bei verschiedenen Krebsarten wie Brust- und Prostatakrebs, Leukämie, Darmkrebs, Dickdarmkrebs, Leberkrebs, Knochenkrebs, Lungenkrebs und Bauchspeicheldrüsenkrebs.

Weitere positive Eigenschaften der Löwenzahnwurzel umfassen die Senkung des Cholesterins, die Reinigung der Leber, positive Auswirkungen auf Allergien, Unterstützung der Gallenfunktion, Stärkung des Immunsystems, gezielte

Zerstörung von Krebszellen, blutbildende Wirkung, appetitanregende Eigenschaften und die Vorbeugung von Erkältungen.

Die Natur hat uns mit Löwenzahn ein vielseitiges Heilmittel geschenkt. Nun liegt es an jedem Einzelnen, diese natürliche Lösung für verschiedene Krankheiten und Leiden zu erkunden und zu nutzen.

Die Heilwirkung der Olive

Die heilenden Eigenschaften der Olive! Gemäß archäologischer Funde wurde die Frucht des Ölbaums bereits vor 9000 Jahren verzehrt. Der Olivenbaum wird im Allgemeinen als Träger von gesunden Früchten, mit robustem und hartem Holz sowie heilenden Blättern für den Menschen betrachtet. Obwohl viele die köstlichen Oliven kennen, ist vielen nicht bewusst, wie gesund auch die Blätter des Olivenbaums sind. Verantwortlich für die heilende Wirkung bei Menschen ist der Wirkstoff Oleuropein. Bekannt ist die Olive vor allem als Belag auf Pizza oder als Bestandteil von Antipasti. Die Olive ist ein äußerst gesundes Nahrungsmittel, da sie viele Antioxidantien enthält, die für unsere Gesundheit von höchster Bedeutung sind. Die Art der Verarbeitung der Olive ist entscheidend für ihre heilenden Eigenschaften, weshalb es wichtig ist, bei der Qualität nicht zu sparen. In Öl eingelegt schmeckt die Olive zwar vorzüglich, doch auch pur als Frucht ist sie wohltuend. Sie ist reich an Ballaststoffen, enthält wenig Kohlenhydrate und gesunde Fette.

Hier sind einige heilende, medizinische Eigenschaften der Olive:

- Enthält zahlreiche Antioxidantien.
- Stärkt das Herz-Kreislauf-System.
- Hat eine anti-karzinogene Wirkung.
- Reduziert das Alzheimer-Risiko.
- Wirkt gegen Hauterkrankungen.
- Senkt den Cholesterinspiegel.
- Beugt Herzerkrankungen vor.
- Wirkt Arteriosklerose vorbeugend.
- Unterstützt das Abnehmen.
- Hat blutdrucksenkende Wirkung.
- Unterstützt die Blutbildung.
- Stärkt die Nerven.
- Schützt vor freien Radikalen.
- Wirkt entzündungshemmend.
- Aktiviert den Stoffwechsel.
- Beugt Lebererkrankungen vor.
- Lindert Schmerzen.

Beim Kauf ist es wichtig, auf die Qualität zu achten. In Bioläden sind Oliven in extra nativem Bioöl erhältlich. Ein besonders gesundes Olivenöl zeichnet sich durch einen hohen Gehalt an Oleocanthal und Polyphenolen aus. Übrigens ist eine unreife Olive oft gesünder.

Interessanterweise wurde bereits 2005 durch Studien nachgewiesen, dass Olivenöl eine Substanz enthält, die die gleichen pharmakologischen Eigenschaften wie der Wirkstoff Ibuprofen besitzt. Die Natur schenkt uns alles für unsere Gesundheit ohne Nebenwirkungen.

In Bezug auf die Krebsforschung ergaben weitere Studien, dass Krebszellen nach Kontakt mit dem Wirkstoff Oleocanthal bereits nach einer halben Stunde abgetötet wurden. Sogar Demenzerkrankungen können durch den gleichen Wirkstoff der Olive reduziert werden.

Oregano, das natürliche Antibiotikum

Beim Gedanken an Oregano denken viele vielleicht sofort an eine köstliche Pizza, die mit Oregano gewürzt ist. Doch Oregano ist weit mehr als nur ein Gewürz für Pizza. Es zählt zu den heilkräftigsten Kräutern und wirkt als starkes natürliches Antibiotikum. Eine Studie der Long Island University in den USA unter der Leitung von Dr. Supriya Bavadekar, Professorin für Pharmakologie, hat ergeben, dass die in Oregano enthaltene Substanz Carvacrol den Zelltod von Krebszellen verursacht. Oregano zeigt eine klare Wirkung gegen metastatische Brustkrebszellen, und ähnliche Ergebnisse wurden auch bei Prostatakrebszellen festgestellt. Laut Dr. Bavadekar eignet sich Oregano daher für Krebsbehandlungen. „Wir haben Carvacrol in verschiedenen Konzentrationen und über verschiedene Zeiträume gegen menschliche Prostatakrebszellen getestet und waren begeistert, die vollständige Hemmung der Krebszellen zu sehen", erklärt Dr. Bavadekar.

Hier sind einige medizinische Eigenschaften von Oregano und Oregano-Öl:

- Bekämpft Fieber.
- Hilft bei Durchfall.
- Lindert Hautpilzprobleme.
- Wirkt gegen Übelkeit.
- Hat schleimlösende Eigenschaften.
- Unterstützt bei Atemwegserkrankungen.
- Bekämpft Darmparasiten.
- Wirkt gegen resistente Bakterien.
- Ist ein natürliches Antibiotikum.
- Hilft bei bakteriellen Infektionen.
- Unterstützt bei Ohrenerkrankungen.
- Wirkt gegen Pilzerkrankungen.
- Enthält Antioxidantien.
- Bekämpft Krebs.
- Beugt Thrombose vor.
- Wirkt gegen Candida.
- Hilft bei Blähungen.
- Wirkt gegen Müdigkeit.
- Unterstützt bei Hautausschlägen.
- Wirkt gegen Prostatakrebs.
- Wirkt gegen Brustkrebs.

Ein weiteres Naturmittel, das erfolgreich gegen Krebs wirkt. Doch was geschieht nun? Immer wieder zeigen wissenschaftliche Studien, dass die Natur uns Mittel schenkt, die klare Heilung bei bösartigen Erkrankungen wie Krebs bewirken können. Doch wie reagiert die Pharmaindustrie auf diese vielversprechenden Studienergebnisse? Wo sind die Medikamente, die uns heilen könnten? Hier kann ich nur meine Worte wiederholen. Leider verhindert die Pharmaindustrie jegliche Verbreitung von Krebsheilmitteln. Warum? Der Markt der Pharmaindustrie ist mehrere Hundert Milliarden Euro schwer und gespickt mit patentierten Medikamenten für die Chemotherapie. Dieser Markt darf nicht ins Wanken geraten. Jede Chemotherapie bringt der Pharmaindustrie enormen Profit. Im Gegensatz dazu kosten Naturprodukte nur wenige Cent, sind nebenwirkungsfrei und heilend. Heilung ist jedoch kontraproduktiv und nicht erwünscht, denn eine Chemotherapie zerstört sogar die letzten gesunden Zellen im Körper.

OPC - Oligomere Proanthocyanidine

OPC - Oligomere Proanthocyanidine, ist ein stark antioxidativ wirkender Pflanzenstoff, der in Traubenkernen, Traubenschalen, Blättern von roten Trauben, Erdnussschalen, Äpfeln, Kokosnüssen, Lärchenholz oder Kiefernrinde vorkommt. OPC hat sich als Spezialist für verschiedene Körperbereiche erwiesen. Seine beeindruckenden Effekte erstrecken sich vor allem auf Haut, Augen, Immunsystem und sogar den Hormonhaushalt.

Der Hauptbestandteil von OPC sind Polyphenole, die zu den sekundären Pflanzenstoffen gehören. Die Besonderheit von OPC liegt in seinem antioxidativen Potenzial, das

20 Mal größer ist als das von Vitamin E und sogar 50 Mal wirksamer als die antioxidative Kraft von Vitamin C.

Besonders erwähnenswert ist die schützende Wirkung von OPC auf Herz und Blutgefäße. Es repariert instabil gewordenes Kollagen, beschleunigt die Heilung von Wunden und macht Bakterien unschädlich. Die Regeneration von Blutgefäßen und die Aktivierung der Bindegewebsreparatur gehören ebenfalls zu den positiven Effekten.

Darüber hinaus trägt OPC zur Elastizität der Blutgefäßwände bei, hält sie frei von Ablagerungen und schützt vor oxidativen Schäden durch freie Radikale. Dies wirkt sich signifikant auf das Risiko von Herz-Kreislaufproblemen aus.

Interessanterweise könnte OPC aus Traubenkernextrakt auch als natürliches, nebenwirkungsfreies Anti-Histamin dienen und allergische Reaktionen mildern. Es hemmt die Aktivierung entzündungsfördernder Enzyme, die zu Histaminausschüttung und allergischen Symptomen führen können, was auf eine entzündungshemmende Wirkung von OPC hindeutet.

Nicht zuletzt zeigt OPC seine schützende Wirkung auf Gehirn und Nerven, indem es das Risiko von Demenzerkrankungen senkt. In In-Vitro-Studien wurde festgestellt, dass OPC das Wachstum von Tumoren und die Entwicklung von verschiedenen Krebszellen hemmen kann, darunter Brust-, Magen-, Darm-, Prostata- und Lungenkrebs.

Insgesamt lässt sich sagen, dass der Extrakt aus Traubenkernen mit seinem hohen Gehalt an OPC nicht nur vielfältige gesundheitliche Vorteile bietet, sondern auch das Leben verlängern kann.

Wir haben das Produkt von Waldkraft gekauft.

OPC Pycnogenol® - 60 Kapseln aus der Rinde der französischen <u>See-Kiefer</u>

Gesundheit steht bei Waldkraft an erster Stelle. Das Unternehmen legt großen Wert darauf, dass die Produkte von höchster Qualität sind und unter strengsten Kontrollen hergestellt werden.

Du erhältst 10% Rabatt mit dem Code: natur auf deine erste Bestellung als Neukunde.

Die Papaya

Die Papaya, auch als "Frucht der Engel" bekannt, wurde schon von Christoph Kolumbus geschätzt. Diese kalorienarme und erfrischende Frucht trägt auch die Bezeichnungen "Gesundheitsmelone" und "Bombenfrucht", was auf ihre vielfältigen gesundheitlichen Vorteile hinweist. Die Kerne der Papaya spielen eine entscheidende Rolle in ihrer heilenden Wirkung. Persönlich habe ich erlebt, wie die Kerne meinem Mann nach langen Jahren von Durchfallproblemen geholfen haben, die durch viele Medikamente, Krankenhausaufenthalte und Entgiftungskuren nicht gelöst werden konnten.

Die Papaya enthält im Inneren eine Fülle von Wirkstoffen, darunter Enzyme, die der Frucht helfen, sich vor Insekten zu schützen. Diese Stoffe sind auch für den Menschen gesund und bieten eine unverzichtbare Heilwirkung für unseren Organismus. Die vielfältigen Inhaltsstoffe der Papaya-Kerne, die mitgegessen werden sollten, wenn man ihre gesundheitlichen Vorteile nutzen möchte, machen diese Frucht zu einem effektiven Mittel gegen verschiedene Erkrankungen. Papaya enthält mehr Vitamin C als jede andere Zitrusfrucht und mehr Carotin als Karotten. Das Enzym Papain, das in der Papaya enthalten ist, wirkt positiv auf die Verdauungsorgane und fördert die Wundheilung.

Hier sind weitere medizinische Eigenschaften der Papaya-Kerne: Antioxidantien, Bekämpfung freier Radikale, Vorbeugung von Darmerkrankungen, Heilung von Darmerkrankungen, Entzündungshemmung, Unterstützung bei Rheuma, Hemmung von Magengeschwüren, Bekämpfung von Pilzinfektionen, Vorbeugung von Krebs, Unterstützung der Herzgesundheit, Senkung des Blutdrucks, Stärkung des Immunsystems, antibakterielle Wirkung, Abwehr von Infektionen, Gewichtsabnahme, Entschlackung, Förderung der Gehirngesundheit, und Verbesserung der Hautelastizität.

Papaya-Kerne können als Pfefferersatz dienen, getrocknet über Müsli gestreut oder in Form von Präparaten aus Naturläden eingenommen werden. Wenn du gerade eine Antibiotika-Behandlung hinter dir hast, können Papayakerne helfen, deinen Magen und Darm zu regulieren. Es ist erwiesen, dass Papaya in Naturvölkern, wie den Aborigines, als Heilmittel gegen verschiedene Krankheiten, einschließlich Krebs, bekannt ist. In Australien wurde die Papaya sogar offiziell als Krebsheilpflanze anerkannt. Es stellt sich die Frage, ob unsere Wissenschaftler eine andere medizinische Perspektive haben als die australischen Ärzte oder ob pharmapolitische Einflüsse die Verbreitung dieser revolutionären Erkenntnis behindern. Ein geheilter Patient bedeutet schließlich einen verlorenen Kunden für die Pharmaindustrie. Die Natur bietet uns Lösungen für alle Krankheiten – es liegt an uns, sie zu erkennen, zu verstehen und anzuwenden.

Das Wunder der Schmetterlingstramete

Ein Blick auf das Gesundheitspotenzial der Schmetterlingstramete, wissenschaftlich bekannt als Coriolus versicolor oder Trametes versicolor, ist ein bemerkenswerter Pilz, der wegen seiner möglichen gesundheitsfördernden Wirkung immer mehr in den Mittelpunkt des Interesses rückt. Von der Unterstützung des Immunsystems über antioxidative Wirkungen bis hin zu möglichen positiven Effekten bei der Krebsprävention und -behandlung hat der Schmetterlingstramete die Aufmerksamkeit von Forschern und Gesundheitsinteressierten gleichermaßen auf sich gezogen.

- **Unterstützung des Immunsystems:**
  Eine der herausragenden Eigenschaften des Schmetterlingstramete ist seine Fähigkeit, das Immunsystem zu stärken. Der Pilz enthält Verbindungen, die dazu beitragen können, die Abwehrkräfte des Kör-

pers zu stärken, was besonders in Zeiten von Krankheitsausbrüchen wichtig ist.

- **Antioxidative Wirkung:**
Der Schmetterlingstramete ist reich an Antioxidantien, die freie Radikale bekämpfen und Zellschäden reduzieren können. Die antioxidative Wirkung dieses Pilzes könnte dazu beitragen, den Körper vor den negativen Auswirkungen von oxidativem Stress zu schützen und somit die Zellgesundheit zu fördern.

- **Entzündungshemmende Eigenschaften:**
Studien haben gezeigt, dass der Schmetterlingstramete entzündungshemmende Eigenschaften besitzt. Dies könnte eine vielversprechende Option für Menschen mit chronischen Entzündungszuständen sein, da der Pilz dazu beitragen könnte, Entzündungen im Körper zu reduzieren.

- **Krebsprävention und -behandlung:**
Forschungsergebnisse deuten darauf hin, dass der Schmetterlingstramete das Wachstum von Krebszellen hemmen könnte. Dies macht den Pilz zu einem interessanten Kandidaten für weitere Studien zur Vorbeugung und Behandlung von Krebs.

- **Immunmodulation:**
Der Schmetterlingstramete zeigt auch Potenzial zur Immunmodulation, d.h. der Pilz kann das Immunsystem beeinflussen. Dies könnte in Zukunft zu ei-

ner Rolle bei der Behandlung von Autoimmunerkrankungen führen.

Obwohl der Schmetterlingstramete vielversprechende Eigenschaften aufweist, ist es wichtig zu betonen, dass weitere Forschung notwendig ist, um seine genauen Wirkungs-
mechanismen und seine optimale Anwendung zu verstehen. Daher sollte vor der Einnahme von Schmetterlingstramete oder anderen Nahrungsergänzungsmitteln ein Ge-
sundheitsdienstleister konsultiert werden. Dennoch lassen
die bisher gewonnenen Erkenntnisse auf eine vielversprechende Zukunft für diesen faszinierenden Pilz als potenzi-
elles Hilfsmittel für die menschliche Gesundheit hoffen.

Schwarzkümmel

Schwarzkümmel, auch bekannt als Nigellla sativa,
ist ein Gewürz, das seit über 2000 Jahren erfolgreich
bei verschiedenen Krankheiten eingesetzt wird.
Diesem Gewürz wird nachgesagt, dass es eine breite Palet-
te von Beschwerden von einfachen Entzündungen bis hin
zu Krebs, Diabetes und vielen anderen Erkrankungen heilen kann. Schwarzkümmel hat nachweislich antibakterielle
und antivirale Eigenschaften, es fördert die Heilung von
Geschwüren und lindert chronische Leiden.

Es handelt sich um ein bewährtes Naturmittel, das bereits
von nordafrikanischen und vorderasiatischen Kulturen vor
Tausenden von Jahren geschätzt wurde. Obwohl Studien
die heilende Wirkung von Schwarzkümmel belegen, bleibt
vielen Menschen diese Information möglicherweise ver-

borgen. Die Pharmaindustrie bevorzugt oft die Bewerbung chemischer Mittel, die nicht heilen und sogar Nebenwirkungen verursachen können.

Schwarzkümmel wird auch als göttliche Pflanze bezeichnet und hat eine lange Geschichte in der Behandlung verschiedener Gesundheitsbeschwerden. Ein Prophet behauptete sogar einst, dass Schwarzkümmel jede Krankheit heilen könne, mit Ausnahme des Todes. Schwarzkümmelsamen werden verwendet, um eine Vielzahl von Krankheiten, einschließlich Autoimmunerkrankungen, zu behandeln, und aus Schwarzkümmel wird das heilende Schwarzkümmelöl gewonnen.

Hier sind einige medizinische Eigenschaften von Schwarzkümmel: Es hilft bei Arthritis, Psoriasis, Asthma und Allergien, unterstützt bei Akne, heilt Ekzeme und Bronchitis, wirkt gegen Geschwüre und hilft bei Gastritis. Schwarzkümmel lindert chronische Müdigkeit, bekämpft Infektionen, hilft bei Lebererkrankungen und mindert die Auswirkungen einer Chemotherapie. Es stärkt das Immunsystem, die Blutgefäßwände und wirkt schmerzlindernd sowie entzündungshemmend. Schwarzkümmel senkt den Blutdruck, wirkt antibakteriell und enthält Antioxidantien. Es hat auch entkrampfende Eigenschaften, schützt vor strahlungsinduziertem oxidativem Stress, wirkt antidiabetisch, schützt die Leber und die Nieren, sensibilisiert Insulin, hemmt Tumore, hilft bei Entzündungen der Nasenschleimhaut und beugt epileptischen Anfällen vor.

Im Nahen Osten wird Schwarzkümmel als eines der wirksamsten Mittel gegen Krebs angewendet. Es hemmt das

Wachstum von Darmkrebszellen und regt die weißen Blutkörperchen an, Krebszellen anzugreifen und zu zerstören. Regelmäßiger Verzehr von Schwarzkümmel, sei es als Gewürz in Speisen oder als Öl im Dressing, kann dir ermöglichen, die heilende Wirkung dieses erstaunlichen Gewürzes zu erleben.

Die Walnuss

Die Walnuss wurde bereits von den Griechen und Römern hoch geschätzt und galt damals als Symbol der Fruchtbarkeit. In den Monaten vor Weihnachten spielt die Walnuss auch heute eine besondere Rolle in unseren Breitengraden, da sie im Herbst geerntet wird. Ihre Bedeutung liegt in den in der Nuss enthaltenen Fetten, die sie von anderen Nüssen unterscheiden.

Hier sind einige medizinische Eigenschaften der Walnüsse: Sie wirken gegen Arteriosklerose, stärken das Herz, bekämpfen Herz-Kreislauf-Erkrankungen, beugen Herzinfarkten vor, senken den Blutdruck, reduzieren den Cholesterinspiegel, wirken entzündungshemmend in den Arterien, fördern die Durchblutung der Gefäße, wirken präventiv gegen Prostatakrebs, haben positive Effekte bei Diabetes, unterstützen bei Akne und Hauterkrankungen, fördern die Denkleistung, hemmen Krebserkrankungen, senken das metabolische Syndrom, sind reich an Antioxidantien, hemmen Brustkrebs, hemmen das Tumorwachstum, verlängern die Lebensdauer, verbessern die Konzentration, wirken gegen Müdigkeit und Nervosität, sowie stärken das Immunsystem.

Wenn du unter übermäßiger Schweißbildung leidest, kannst du einen Tee aus den Blättern des Walnussbaums zubereiten, der gegen Schweißbildung wirkt. Bei Ekzemen auf der Haut kannst du die betroffenen Stellen mit einem Tee getränkten Lappen behandeln. Wiederhole diesen Vorgang bei Bedarf mehrmals. Diese natürliche Behandlung ohne chemische Zusätze verwöhnt die Haut und lindert die Erkrankung der betroffenen Stellen. Achte darauf, verschimmelte Walnüsse zu entsorgen, da sich das Gift Aflatoxin bilden kann, welches nicht verzehrt werden sollte.

Die Zitrone

Die Zitrone ist eine Frucht mit konzentrierten Heilkräften, die zahlreichen Krankheiten entgegenwirken kann. Von der Schale über das Fruchtfleisch bis zu den Kernen entfaltet die gesamte Zitrone ihre heilende Wirkung. Häufig wird die Zitrone als Vitaminbombe betrachtet, die die Abwehrkräfte stärkt. Weniger bekannt sind ihre vielfältigen Eigenschaften, die sich positiv auf die Gesundheit auswirken können. Es ist klug, den Tag mit einem Glas Zitronenwasser zu beginnen, da dies dem Körper wichtige Elektrolyte wie Calcium, Magnesium und Kalium zuführt.

Nachfolgend sind einige medizinische Vorteile der Zitrone aufgeführt:

- Unterstützt die Verdauung.

- Förderlich für Gelenke und Muskeln.

- Gesund für die Leber.

- Hilft bei Atemwegsinfektionen.

- Linderung bei Entzündungen der Mandeln.

- Entzündungshemmend und entgiftend.

- Fördert die Stoffwechselfunktion.

- Stärkt das Immunsystem und mobilisiert die Abwehrkräfte.

- Wirkt gegen Depression und Angst.

- Reinigt Arterien, Blut und Blutgefäße.

- Senkt den Blutdruck.

- Hält den pH-Wert des Körpers aufrecht, was die Krankheitsabwehr fördert.

- Trägt zur Gesundheit, Strahlkraft und Jugendlichkeit der Haut bei.

- Verdünnt Harnsäure.

- Vitamin C unterstützt Schwangere bei der Entwicklung von Knochengewebe, Gehirnzellen und dem Nervensystem des Babys.

- Lindert Sodbrennen.

- Wirkt desinfizierend.

- Der Duft von Zitrone steigert die Konzentration.

- Fördert die Auflösung von Nieren-, Gallen- und Bauchspeicheldrüsensteinen.

- Hilft gegen Kalkablagerungen.

- Reinigt Wunden.

- Heilt brüchige Nägel.

- Unterstützt die Gewichtsabnahme.

- Hilft bei Zahnfleischentzündungen und Zahnschmerzen.

- Beugt Krebs vor, da Zitronen eine hochalkalische Nahrung sind, in der Krebs nicht gedeihen kann.

Zitronen wirken besonders effektiv gegen verschiedene Krebsarten. Forschungsberichte von "Natural News" zeigen, dass Zitronenschalen zehnmal mehr Nährstoffe und Vitamine enthalten als das eigentliche Fruchtfleisch. D-Limonenöl in den Zitronenschalen wirkt als Hemmer gegen Darm-, Brust-, Lungen- und Hautkrebs.

Falls du dich entscheidest, die Zitrone mit der Schale zu essen, empfehle ich die Verwendung von Bio-Zitronen, um Pestiziden und Fungiziden zu entgehen. Wir reinigen unser Obst und Gemüse immer mit speziellem Wasser, das unser Gerät aus Leitungswasser herstellt. Zuerst legen wir z.B. die Zitrone in stark saures Wasser mit einem pH-Wert unter 2,7, um Bakterien, Pilze usw. abzutöten. Danach kommen die Früchte in stark ionisiertes Wasser mit einem pH-Wert von 11,5, um sie zu revitalisieren.

Nach der Reinigung sollten die Zitronen im Gefrierfach gelagert werden. Gefrorene Zitronen können dann mühelos über Speisen gerieben werden, um diesen einen köstlichen Geschmack zu verleihen und gleichzeitig die Gesundheit zu fördern.

Bei Kopfschmerzen empfehle ich, den Saft einer Zitrone mit einer Tasse Kaffee zu mischen und zu trinken. Die Zitrone wirkt schmerzlindernd, während das Koffein die Blutgefäße im Gehirn erweitert. Diese Mischung lindert Kopfschmerzen ohne Nebenwirkungen und ist gesünder als herkömmliche Schmerzmittel aus der Apotheke oder Drogerie.

Nahrungsergänzungsmittel

Auf meinem persönlichen Weg der ganzheitlichen Heilung haben Nahrungsergänzungsmittel eine wichtige Rolle gespielt. Sobald der Körper einen echten Mangel an Vitaminen, Spurenelementen oder Mineralstoffen aufweist, halte ich die Zufuhr von Nahrungsergänzungsmitteln für äußerst sinnvoll. Nahrungsergänzungsmittel gelten in Europa als Lebensmittel. Deshalb dürfen weder ich noch Ärzte im Rahmen ihrer ärztlichen Tätigkeit Nahrungsergänzungsmittel empfehlen oder verkaufen. Diese gesetzlichen Einschränkungen sollen sicherstellen, dass niemand denkt, dass Nahrungsergänzungsmittel mit Arzneimitteln gleichzusetzen sind.

Was ist bei der Einnahme von Nahrungsergänzungsmitteln zu beachten? Es ist wichtig, den persönlichen Nährstoffbedarf zu ermitteln und auf die richtige Dosierung zu achten. Außerdem sollten mögliche Wechselwirkungen mit anderen Substanzen berücksichtigt werden. Ein Beispiel hierfür ist die gleichzeitige Einnahme von Eisen- und Zinkpräparaten, die um die gleichen Aufnahmewege im Körper konkurrieren können. Auch der Zeitpunkt der Einnahme spielt eine entscheidende Rolle - so sollte Vitamin D grundsätzlich nicht abends eingenommen werden.

Es ist sehr wichtig, sich intensiv mit Nahrungsergänzungs-mitteln zu beschäftigen und die Packungsbeilagen genau zu studieren.

Ein besonders wichtiger Punkt ist die Wahl des Einkaufs-ortes. Nicht jeder Ort ist gleich geeignet, und vor allem im Internet oder im Ausland ist besondere Vorsicht geboten. Wie überall gibt es auch hier dubiose Anbieter, die nur an ihrem eigenen Profit interessiert sind. Inas und ich haben lange recherchiert, bis wir vertrauenswürdige Anbieter ge-funden haben. Für die meisten Produkte vertrauen wir ei-ner Firma aus Berlin, die hochwertige natürliche Pflege-produkte und Nahrungsergänzungsmittel anbietet, die von Ärzten und Therapeuten entwickelt wurden. Darüber hinaus bieten sie ihren Kunden eine kostenlose Gesund-heitsberatung durch Heilpraktiker an, wenn gesundheitli-che Fragen auftauchen. Wir bestellen unsere Produkte dort online.

Die Leistungsfähigkeit von Waldkraft möchte ich am Bei-spiel des Produktes MSM - organischer Schwefel - verdeut-lichen. Durch mehrfache Destillation wird er in einer hoch bioverfügbaren Form angeboten, im Gegensatz zu den meisten einfach destillierten Varianten auf dem Markt. Der organische Schwefel von Waldkraft steht somit in einer sehr reinen und potenten Form zur Verfügung, die eine optimale Aufnahme und Verwertung durch den Körper ermöglicht. Schwefel ist an vielen lebenswichtigen Vorgän-gen im Organismus beteiligt und daher ein unverzichtba-rer Bestandteil vieler körpereigener Substanzen wie verschiedener Enzyme, Hormone und lebenswichtiger Aminosäuren. Mehr dazu unter MSM hier im Buch.

Da die Produkte von Waldkraft biologisch rein, zertifiziert und frei von Schadstoffen sind, kann ich dir diese aus Überzeugung empfehlen. Sowohl ich als auch meine ganze Familie sind langjährige Kunden von Waldkraft und schätzen die Qualität der Produkte.

Hier findest du einen Link zu Waldkraft.

https://www.waldkraft.bio/

Du erhältst 10% Rabatt mit dem Code: natur auf deine erste Bestellung als Neukunde (bitte an der Kasse eingeben)

Nahrungsergänzungsmittel für Mensch und Tier bei Waldkraft
Gesundheit steht bei Waldkraft an erster Stelle. Das Unternehmen legt großen Wert darauf, dass die Produkte von höchster Qualität sind und unter strengsten Kontrollen hergestellt werden.

Du erhältst 10% Rabatt mit dem Code: natur auf deine erste Bestellung als Neukunde.

Es ist wichtig, sich bewusst zu machen, welche Produkte man kauft und wer sie verkauft. Dies wird am Beispiel des Toilettenpapiers deutlich. Die meisten Menschen machen sich keine Gedanken über die Qualität ihres Toilettenpapiers. Dabei ist dieses Alltagsprodukt nicht unbedenklich. Einige Wissenschaftler und Mediziner warnen inzwischen vor bestimmten Sorten dieses Gebrauchsgegenstandes, da bei der Herstellung zahlreiche Chemikalien verwendet werden. Diese Gifte können bei der Benutzung über die Haut in den Körper gelangen, den Hormonhaushalt stören und verschiedene Krankheiten auslösen.

Das drastische Beispiel des Toilettenpapiers zeigt, dass alles, was wir essen und trinken, von höchster Qualität sein sollte. Aber bitte denke nicht, dass es dann nichts mehr zu essen gibt - das stimmt nicht. Wer sucht, der findet. Am besten sind Produkte, die nicht aggressiv beworben werden. Man sollte immer auf den Beipackzettel schauen und woher das Produkt kommt. Ich persönlich bin sehr sensibel, wenn es um Produkte aus Ländern geht, in denen die Gewinnmaximierung bei der Produktion im Vordergrund steht.

Astaxanthin

Astaxanthin zählt zu den kraftvollsten sekundären Pflanzenstoffen, die die Natur seit Tausenden von Jahren bereithält. Präziser ausgedrückt handelt es sich um ein Carotinoid mit ausgeprägter antioxidativer und entzündungshemmender Wirkung, das in Pilzen, Algen, Plankton und Bakterien vorkommt. Carotinoide sind natürliche Pflanzenfarbstoffe, denen die lebendigen Farben von Obst und Gemüse zu verdanken sind. In der Tierwelt ist bekannt, dass Tiere, insbesondere Flamingos, Wildlachse, Krabben, Hummer und Forellen, ihre äußere Färbung ändern, wenn sie Astaxanthin-reiche Algen verzehren.

Astaxanthin agiert im gesamten Körper gegen freie Radikale, inaktiviert sie und reduziert so oxidativen Stress. Dies hat zur Folge, dass der Körper gegen Krankheiten und sogar Krebs geschützt werden kann. Die Wirkung von Astaxanthin geht über den Schutz vor gesundheitlichen Schäden hinaus und stärkt die Abwehrkräfte sowie die körpereigene Entgiftung. Die Einnahme von Astaxanthin ist somit eine bedeutende Maßnahme für eine effektive Gesundheitsvorsorge.

Einige medizinische Eigenschaften von Astaxanthin sind:

- Überwindung der Blut-Hirn-Schranke.
- Schutz und Stärkung des Gehirns.
- Stärkung des Immunsystems.
- Schutz und Stärkung des Nervensystems.
- Bekämpfung freier Radikale.
- Entzündungshemmende Wirkung.
- Schutz der Augen vor Erkrankungen und der Netzhaut.
- Positive Wirkung auf den gesamten Organismus.
- Schutz von Zellen, Haut, Organen, Gewebe, Muskeln und Gelenken.
- Bekämpfung von chronischen Entzündungen.
- Wirkung bei verschiedenen chronischen Erkrankungen, Arthritis, Alzheimer, Demenz, Asthma, Morbus Crohn, grünem- und grauem Star, Krebs, Darmkrebs, Prostatavergrößerung, Schlaganfällen.
- Entgiftung des Körpers.

- Wirkung gegen Diabetes, Reizdarmsyndrom und Karpaltunnelsyndrom.
- Vorbeugung gegen Hautalterung.
- Förderung der Fruchtbarkeit und Verbesserung der Spermienqualität.
- Hilfe bei Magenschmerzen, Magengeschwüren und Magenkrebs.
- Stärkung der Nieren und Leber.
- Förderung der allgemeinen Gesundheit.

Die Einnahme von Astaxanthin als Nahrungsergänzungsmittel ist ratsam, da unsere heutige Ernährung oft zu wenig kraftvolle Antioxidantien enthält. Dennoch ist Vorsicht geboten, da viele Anbieter synthetisches Astaxanthin verwenden. Nahrungsergänzungen sollten sorgfältig ausgewählt werden, um schädliche Chemikalien zu vermeiden, die unserem Organismus schaden können.

Du kannst Astaxanthin direkt bei Waldkraft als Tinktur oder Drops bestellen.

Natürliches Astaxanthin aus Island - 100 ml in exklusiver Waldkraftqualität.
Gesundheit steht bei Waldkraft an erster Stelle. Das Unternehmen legt großen Wert darauf, dass die Produkte von höchster Qualität sind und unter strengsten Kontrollen hergestellt werden.

Du erhältst 10% Rabatt mit dem Code: natur auf deine erste Bestellung als Neukunde.

Dichloracetat (DCA)

Dichloracetat (DCA) ist ein weiteres verschwiegenes Mittel zur Krebsbekämpfung. Ich möchte hier eine kostengünstige und leicht handhabbare Lösung vorstellen, die dazu in der Lage ist, Krebszellen zu bekämpfen. Die Rede ist von Dichloracetat, kurz DCA genannt.

Aber was ist DCA genau? DCA ist nichts anderes als das Natriumsalz der Dichloressigsäure, das in der Natur in geringen Mengen entsteht, wenn Chlor vorhanden ist. DCA ist in der medizinischen Anwendung nicht neu, denn es wird bereits seit über 30 Jahren bei genetisch bedingten Stoffwechselerkrankungen eingesetzt. DCA beeinflusst veränderte Zellen, insbesondere die Mitochondrien, die im Zellkern als Energielieferanten fungieren. Wenn der Stoffwechsel der Mitochondrien gestört ist, kann DCA diese Störung beheben und die Energieproduktion ohne Blockaden wiederherstellen. Stoffwechselerkrankungen wie Laktatazidose enden vor der Behandlung mit DCA, insbesondere bei Kindern, oft tödlich.

Aufgrund seiner positiven Wirkung auf die Gesundheit der Mitochondrien ist DCA auch für die Krebsbehandlung interessant. Warum? Weil Mitochondrien auch die Funktion besitzen, eine Apoptose, also eine Selbstzerstörung der Zelle, auszulösen. Wenn eine Zelle im Körper nicht richtig funktioniert, veranlassen sie ihren eigenen Zelltod.

Das wird besonders interessant im Zusammenhang mit Krebserkrankungen, da bei Krebszellen Mutationen auftreten, jedoch die Apoptose fehlt. Dr. Evangelos Michelakis von der University of Alberta in Kanada hat sich bereits 2007 diesem Problem gewidmet und erfolgreich geforscht. Experimente haben gezeigt, dass DCA insbesondere bei Hirn-, Brust-, Lungen- und Lymphkrebs wirksam ist. Es tötet die Krebszellen, jedoch nicht die gesunden Zellen. Durch Zugabe von DCA ins Trinkwasser in Versuchen bildeten sich Tumore nach wenigen Wochen deutlich zurück, und das ohne Nebenwirkungen. Zusammengefasst bedeutet dies, dass DCA in der Lage ist, Krebszellen ohne Nebenwirkungen zu vernichten.

Darüber hinaus hat DCA einen so positiven Einfluss auf die Mitochondrien, dass sie sich in den Krebszellen, die normalerweise irreparabel geschädigt sind, vollständig regenerieren können. Aus diesem Grund können die Mitochondrien den natürlichen Zelltod einleiten, so dass Krebs keine Chance hat, da die Krebszellen sich selbst zerstören. Die Behandlung mit DCA ist absolut sicher und ungiftig. Die Herstellung von DCA ist kostengünstig, die Anwendung einfach und ohne Nebenwirkungen. Umso unverständlicher ist es für mich, warum DCA nicht als Krebs-

medikament zugelassen ist, besonders da es in den ameri-
kanischen Medien als Wundermittel gegen Krebs bezeichnet wurde.

Nun ja, mit gesunden Menschen lässt sich kein Profit machen, und die "Krebsindustrie" wird den immensen Gewinn nicht aufgeben, selbst wenn dies buchstäblich über
Leichen geschieht.

Glutathion

Glutathion spielt eine bedeutende Rolle als Antioxidans, da es effektiv Zellschäden durch freie
Radikale verhindern kann. Zudem hat es die Fähigkeit, die Anhäufung von Schwermetallen im Darm zu
unterbinden. Darüber hinaus fördert es die Ausscheidung
von Stoffwechselabfällen aus den Organen und unterstützt
die Entgiftung von Leber und Nieren. Glutathion trägt zur
Stabilisierung und dem Schutz der Nerven bei und reguliert als Aminosäure nahezu alle Stoffwechselprozesse, indem es die Entgiftung des Körpers initiiert.

Neben seiner entgiftenden Wirkung aktiviert Glutathion
das Immunsystem, stimuliert die Zellfunktion und fördert
eine effiziente Zusammenarbeit der Organe. Kurz gesagt
ist Glutathion in verschiedenen Funktionen im gesamten
Organismus involviert.

Obwohl der Körper in der Lage ist, Glutathion selbst zu
produzieren und es durch Nahrungsmittel wie Brokkoli
oder Spinat aufgenommen werden kann (sofern nicht gen-
manipuliert), nimmt der Glutathionspiegel im Alter ab.
Dies kann dazu führen, dass die Organe nicht mehr opti-

mal funktionieren. Ein niedriger Glutathionspiegel erhöht das Risiko schwerwiegender, sogar lebensbedrohlicher Krankheiten, einschließlich eines erhöhten Krebsrisikos.

Um diesem Risiko vorzubeugen, besteht die Möglichkeit, Glutathion als Nahrungsergänzung einzunehmen.

Du kannst Glutathion direkt bei Waldkraft bestellen.

Liposomales Glutathion - aus reduziertem L-Glutathion - 250ml
Gesundheit steht bei Waldkraft an erster Stelle. Das Unternehmen legt großen Wert darauf, dass die Produkte von höchster Qualität sind und unter strengsten Kontrollen hergestellt werden.

Du erhältst 10% Rabatt mit dem Code: natur auf deine erste Bestellung als Neukunde.

Kalanchoe Daigremontiana

K alanchoe Daigremontiana, auch bekannt als Heilpflanze, zeigt vielseitige positive Auswirkungen auf den menschlichen Körper. In der Traditionellen Chinesischen Medizin (TCM) werden diese Pflanzen seit langem zur Behandlung verschiedener Krankheiten und Verletzungen mit Zellschäden eingesetzt. Dazu zählen Krankheiten wie Krebs, Tumore, Abszesse, Infektionen, Verbrennungen sowie psychische Erkrankungen wie Schizophrenie.

Die Blätter dieser Heilpflanze werden sowohl innerlich als auch äußerlich zur Behandlung verwendet. Kalanchoe Daigremontiana wirkt blutstillend, entzündungshemmend, wundheilend und adstringierend.

Für die äußerliche Anwendung werden die Blätter zerkleinert und je nach Bedarf als Umschlag oder Kompresse verwendet. Der Presssaft der Pflanze kann mit einem Basisöl oder Vaseline als Salbe für Wunden genutzt werden. Zur inneren Anwendung können frische Blätter in Form von Salat verzehrt werden.

Besonders zur Krebsbehandlung werden die Blätter als Tee empfohlen. Die empfohlene Dosierung für die innere Anwendung beträgt etwa 30 g frische Blätter pro Tag. Der Tee sollte vor den Mahlzeiten eingenommen werden, wobei pro Tasse 1 TL frische Blätter verwendet werden sollte. Im Idealfall sollte die Anwendung in Absprache mit einem Mediziner erfolgen.

Der wilde Kurkuma von Ukon™ - ein Schlüssel zur ganzheitlichen Heilung

Wie bereits in einem vorangegangenen Kapitel erwähnt, führte mich meine Suche nach Heilung während meiner Krebserkrankung an verschiedene Orte der Welt. Besonders beeindruckt haben mich die sogenannten " Blauen Zonen ", Regionen auf der Welt, in denen die Menschen überdurchschnittlich alt werden und ein erfülltes Leben führen. Einer dieser Orte, der mich besonders faszinierte, war die Insel Okinawa südlich des japanischen Festlandes. Dort lernte ich nicht nur eine Lebensphilosophie kennen, sondern auch einen bemer-

kenswerten Bestandteil ihrer Ernährung - den wilden Kurkuma von Ukon™.

Auf Okinawa, einer Insel, auf der das Leben als kostbares
Gut betrachtet wird, steht auf einem kleinen Stein: "Mit 80
Jahren bist du nur ein junger Mann. Wenn deine Vorfahren
dich mit 90 Jahren in den Himmel rufen, bitte sie zu war-
ten, bis du 100 Jahre alt bist - dann kannst du darüber
nachdenken". Diese Lebensweisheit spiegelt den Geist der
Menschen auf Okinawa wider, die aufgrund ihrer Lebens-
gewohnheiten überdurchschnittlich alt werden.

Der wilde Kurkuma, von dem ich hier spreche, spielt eine
zentrale Rolle in der Ernährung der Menschen in Yanbaru,
der Nordspitze Okinawas. Die Japaner nennen diese Region "Schatz der Natur" (shizen no takara). Dieses einzigartige Kurkuma ist zu 100 % frei von schädlichen Chemikali-
en, da es wild wächst und seit der Ryukyu-Dynastie als
starkes Antioxidans bekannt ist. Die alte indische Medizin,
Ayurveda, verwendet Kurkuma seit über 6.000 Jahren als
schmerzstillendes, antibakterielles, entzündungshemmen-
des, antiallergisches und antioxidatives Naturheilmittel.

Das wilde Kurkuma von Ukon™, das ich auf meiner persönlichen Heilungsreise entdeckt habe, ist mehr als nur ein
Nahrungsergänzungsmittel - es ist der Schlüssel zu einer
proaktiven Gesundheit. Seine beeindruckenden antioxidativen Eigenschaften tragen dazu bei, die Gesundheit ganzheitlich zu fördern.

Die Qualität dieses Kurkumas spiegelt sich nicht nur in seiner Reinheit wider, sondern auch in der Art seiner Zubereitung und Präsentation. Das Produkt wird in Teebeuteln

oder patentierten Softgel-Kapseln angeboten, die zusätzlich antioxidative Inhaltsstoffe wie Olivenöl, Perillaöl, Leinsamen und Tocotrienol enthalten. Ein solches Produkt hat natürlich seinen Preis und es ist wichtig, sich bewusst zu sein, dass die Investition in die eigene Gesundheit oft unbezahlbar ist. Der monatliche Preis von ca. 200 € mag hoch erscheinen, aber die Qualität und Reinheit des wilden Kurkumas rechtfertigen diese Kosten.

Für Interessierte biete ich Unterstützung bei der Beschaffung dieses einzigartigen Produktes aus Japan an. Der wilde Kurkuma von Ukon™ ist nicht nur ein Teil meiner Heilungsgeschichte, sondern auch ein Wegweiser zu einem bewussteren und gesünderen Leben. Sein Einfluss auf meine Gesundheit und mein Wohlbefinden nach 10 Jahren ist ein Beweis für die transformative Kraft ganzheitlicher Heilung. Wenn du mehr darüber erfahren möchtest oder Interesse hast, stehe ich dir gerne zur Verfügung. Der wilde Kurkuma aus Okinawa ist nicht nur ein Schlüssel zu proaktiver Gesundheit, sondern auch ein Symbol für die Möglichkeiten, die sich uns im Kampf gegen den Krebs eröffnen.

Hier kannst du mir schreiben. Ich antworte dir so schnell wie möglich.

Wege jenseits der Schulmedizin
Es gibt Alternativen im Kampf gegen Krebs -
man muss nur wissen wie! Bei Bedarf zeige
ich dir meinen Weg, mit dem ich meine
dreifache Krebserkrankung erfolgreich
besiegt habe.

Kurkuma für den kleinen Geldbeutel

Nachdem wir die Vorzüge des wilden Kurkumas aus Okinawa betrachtet haben, verstehen wir, dass nicht jeder Zugang zu dieser exklusiven Variante hat. In Anbetracht von finanziellen Einschränkungen präsentiere ich eine kostengünstigere Alternative: den Bio-Kurkuma-Extrakt mit Gingerol und Piperin in Oxymel.

Es ist wichtig zu betonen, dass Heilung nicht am Preis hängen sollte. Deshalb empfehle ich den Bio-Kurkuma-Extrakt von Waldkraft, der nicht nur erschwinglich ist, sondern auch höchsten Qualitätsstandards entspricht.

Warum den Bio-Kurkuma-Extrakt von Waldkraft wählen?

- Bio-zertifizierte Qualität: Die Rohstoffe stammen aus biologischem Anbau, was die Reinheit und Wirksamkeit des Produkts gewährleistet.

- Traditioneller Familienbetrieb: Geerntet und verarbeitet von einem traditionellen Familienbetrieb, der sein Handwerk versteht und auf jahrelange Erfahrung zurückblickt.

- Ultraschall-Extraktion: Der Extraktionsprozess erfolgt mit Hilfe von nicht-thermischem Ultraschall, um die wertvollen Pflanzenstoffe zu schonen und ihre Bioverfügbarkeit zu maximieren.

- Lichtfilterndes Mironglas: Die Aufbewahrung im Mironglas schützt die Inhaltsstoffe vor schädlichem Licht und erhält ihre Qualität über einen längeren Zeitraum.

- Pfeffer für bessere Absorption: Während der Extraktion wird eine hochwertige schwarze Bio-Pfeffersorte aus Sri Lanka hinzugefügt, um die Absorption der Kurkuma-Inhaltsstoffe zu verbessern.

- Handgefüllte Produktion: Jedes Produkt wird von Hand in der Berliner Waldkraft-Produktion abgefüllt, um sicherzustellen, dass es frei von Zusatzstoffen wie Füllstoffen ist.

Der Bio-Kurkuma-Extrakt von Waldkraft ist somit nicht nur eine erschwingliche, sondern auch eine qualitativ hochwertige Option für alle, die auf der Suche nach ganzheitlicher Heilung sind.

Bezugsmöglichkeiten: Hier kannst du das Produkt bei Waldkraft erwerben:

Bio-Kurkuma-Extrakt mit Gingerol und Piperin in Oxymel - 250ml

Gesundheit steht bei Waldkraft an erster Stelle. Das Unternehmen legt großen Wert darauf, dass die Produkte von höchster Qualität sind und unter strengsten Kontrollen hergestellt werden.

Du erhältst 10% Rabatt mit dem Code: natur auf deine erste Bestellung als Neukunde.

Löwenzahn Tinktur

Für alle, die keinen frischen Löwenzahn bekommen, empfehlen wir die Löwenzahntinktur von Waldkraft. Ein unverzichtbarer Bestandteil der Hausapotheke.

In der heutigen Wohlstandsgesellschaft gilt der Löwenzahn als Feind des schönen Rasens oder der Hofeinfahrt. Was die meisten nicht wissen: Löwenzahn ist eine äußerst wertvolle Pflanze mit einer enormen Nährstoffdichte. Wer keine Zeit und Muße hat, frischen Löwenzahn zu ernten und zu verarbeiten, kann sich bequem zurücklehnen: Die schonend gewonnene Löwenzahntinktur von Waldkraft enthält zuverlässig alle wertvollen Wirkstoffe und ist vielseitig einsetzbar.

Hier kannst du die Löwenzahntinktur direkt bei Waldkraft bestellen:

Löwenzahn Blätter-Auszug Tinktur: Die Natur-Apotheke

Gesundheit steht bei Waldkraft an erster Stelle. Das Unternehmen legt großen Wert darauf, dass die Produkte von höchster Qualität sind und unter strengsten Kontrollen hergestellt werden.

Du erhältst 10% Rabatt mit dem Code: natur auf deine erste Bestellung als Neukunde.

Methylenblau

Was ist Methylenblau? Sein offizieller Name lautet Methylthioniumchlorid, und es wurde erstmals im Jahr 1876 hergestellt. Im Jahr 1880 erklärte Paul Ehrlich es als Mittel gegen Parasiten im Blut. Es handelt sich um eine tiefblaue chemische Verbindung, die weder in der Natur noch in Lebensmitteln vorkommt und auch nicht im menschlichen Körper produziert wird. Methylenblau wird in der Textilindustrie sowie in der Medizin und Mikrobiologie als Farbstoff verwendet. Als Medikament eingesetzt, aktiviert es Heilprozesse und fungiert insbesondere als Gegengift in der Medizin. Zusätzlich zu diesen Anwendungen weist es positive Eigenschaften auf, da es ein starkes Antioxidans ist, das Schäden durch oxidativen Stress beseitigen kann. Es schützt auch die Mitochondrien und trägt somit zu einer optimalen Energieversorgung des Körpers bei.

Hier sind einige der medizinischen Eigenschaften von Methylenblau:

- Stärkung des Nervensystems.
- Energielieferant.
- Steigerung der Leistungsfähigkeit.
- Wirksam gegen Depressionen.
- Wirksam gegen bipolare Störungen.
- Wirksam gegen Angstzustände.
- Unterstützend bei neurodegenerativen Erkrankungen.
- Wirksam gegen Malaria.

- Wirksam gegen Krebs.

Durch die Anwendung von Methylenblau wurde auch ein Verfahren zur erfolgreichen Krebsbehandlung entwickelt. Es kann Krebszellen färben und gleichzeitig angreifen, was die Diagnose und Behandlung von Krebs sichtbar macht. Ebenso ist Methylenblau in der Lage, Multiresistenz zu überwinden und somit Behandlungen mit Zytostatika zu ermöglichen.

Wenn du dich intensiver mit dem Thema Methylenblau beschäftigen möchtest, findest du das Buch hier bei Waldkraft.

Buch: Methylenblau

Der Herausgeber schreibt: Wissenschaftliche Forschungen haben gezeigt, dass praktisch alle Krankheiten einen metabolischen Ursprung haben, also den Stoffwechsel betreffen, und dass die Verbesserung der zellulären Mitochondrienfunktion der schnellste Weg zur Wiederherstellung von Gesundheit ist.

Du erhältst 10% Rabatt mit dem Code: natur auf deine erste Bestellung als Neukunde.

Moringa

Moringa Oleifera, ein Baum mit Ursprung im Himalaya, wird als Meerrettichbaum bezeichnet und gilt als einer der nährstoffreichsten Bäume weltweit. Aufgrund seiner Dürreresistenz und Fähigkeit, unter extremen Bedingungen zu wachsen, trägt er die Namen "Wunderbaum" und "Baum der Unsterblichkeit". In Indien wird Moringa zur Behandlung von über

300 Krankheiten eingesetzt. Der Name "Meerrettich" stammt von den riechenden Wurzeln, während die Blätter des Baumes eine würzige Note haben. In Entwicklungsländern werden die nährstoffreichen Blätter als Nahrungsergänzungsmittel genutzt, insbesondere bei Nährstoffmangel und Unterernährung. Gleichzeitig hat die Pflanze einen hohen Stellenwert in der Medizin, da sie reich an Kalzium, Eisen, Vitaminen, Mineralstoffen, Proteinen und Antioxidantien ist. Mit über 90 Nährstoffen zählt Moringa zu den nährstoffreichsten Pflanzen weltweit. In westlichen Ländern ist Moringa erst seit einigen Jahren bekannt und wird hauptsächlich als Nahrungsergänzungsmittel verwendet.

Die Integration von Moringa in die Ernährung zeigt rasch positive Auswirkungen auf den Körper. Hier sind einige medizinische Eigenschaften von Moringa:

- Verbessert die Eisendichte.
- Stoppt Knochenverlust.
- Wirkt gegen Krebs.
- Senkt den Blutzucker.
- Cholesterinsenkend.
- Gut für Diabetiker.
- Hilft gegen Kopfschmerzen.
- Unterstützt bei Augenbeschwerden.
- Reinigt das Blut.
- Hilft gegen Akne und Hautprobleme.
- Verbessert das Sehvermögen.
- Verlangsamt den Alterungsprozess.

- Stärkt das Immunsystem.
- Fördert die Milchbildung bei stillenden Müttern.
- Positiver Einfluss auf die Eierstöcke und Hoden.
- Fördert die Fruchtbarkeit bei Mann und Frau.
- Beruhigt die Nerven.
- Baut Stress ab.
- Stärkt die Nägel.
- Reguliert den Stoffwechsel.
- Vernichtet ausschließlich Krebszellen, ohne gesunde Zellen zu beeinträchtigen.
- Begleitende Verwendung als Heilmittel bei verschiedenen Therapien.

Moringa ist als Pulver erhältlich und kann in verschiedene Gerichte integriert oder einfach in Wasser aufgelöst getrunken werden. Die Verwendung dieser Pflanze trägt positiv zur Gesundheit bei.

Ein Pulver aus den Blättern der Moringa kann direkt bei Waldkraft bestellt werden, um den nährstoffreichen Wunderbaum am Morgen zu trinken.

MSM - Organischer Schwefel

Organismen produzieren Methylsulfonylmethan, kurz MSM, eine schwefelorganische Verbindung. Unser Körper besteht zu 0,2 % aus Schwefel. Leider leiden immer mehr Menschen unter Schwefelmangel, nicht zuletzt aufgrund der Ernährung mit industriell hergestellten Lebensmitteln. Sogar tierische und pflanzliche Lebensmittel enthalten zunehmend weniger Mineralien, Vitamine und Spurenelemente. Wenige wissen, dass unser Körper mehr Schwefel benötigt als Eisen oder Magnesium. MSM enthält über 30% Schwefel und die Einnahme ist unbedenklich und frei von Nebenwirkungen.

Bereits in der Antike war Schwefel als Heilmittel bekannt und wurde zur Stabilisierung und Gesundung des Körpermilieus verwendet. Heutzutage erfolgt die Anwendung sowohl innerlich als auch äußerlich in Form von Salben, um Hauterkrankungen und damit verbundene Entzündungen zu behandeln. MSM besitzt antioxidative Eigenschaften, wirkt effektiv gegen zahlreiche Erkrankungen und Allergien, beeinflusst positiv den Kreislauf, steigert körperliche und geistige Leistung, fördert die Konzentration und schützt den Körper vor oxidativem Stress. MSM versorgt unseren Körper mit Schwefel, der für einen funktionierenden Stoffwechsel unerlässlich ist. In der heutigen Zeit, in der uns verschiedene Gifte bedrohen, wirkt Schwefel entgiftend und gleichzeitig zellschützend.

Bereits im Altertum waren sich Ärzte einig, dass Schwefel für die Gesundheit des Darms unerlässlich ist. Heutzutage ist bekannt, dass Schwefel ein wirksames Mittel gegen das Leaky-Gut-Syndrom ist.

Hier sind einige medizinische Eigenschaften des organischen Schwefels MSM:

- Wirkt gegen Fibromyalgie.
- Bekämpft Arthrose und Arthritis.
- Lindert Heuschnupfen.
- Wirkt gegen Rheuma und Muskelschmerzen.
- Hilft beim Karpaltunnel-Syndrom und bei Sehnenscheidenentzündung.
- Unterstützt die Genesung nach einem Herzinfarkt.
- Hat entgiftende Wirkung.
- Bekämpft Akne und Rosacea.
- Wirkt gegen Candida-Infektionen.
- Bekämpft Tumore.
- Bekämpft Krebs.
- Bekämpft Diabetes.
- Hilft bei Migräne.
- Wirkt gegen Verdauungsprobleme und Verstopfung.
- Unterstützt bei entzündlichen Magen-Darm-Erkrankungen.
- Bekämpft das Leaky-Gut-Syndrom.
- Fördert die Wundheilung.
- Hat desinfizierende und schmerzlindernde Wirkung.

Schwefelmangel äußert sich durch verschiedene Krankheiten wie Niedergeschlagenheit, Durchblutungsstörungen, Gelenkbeschwerden, brüchige Nägel, stumpfe Haare und Ängste, um nur einige zu nennen. Der organische Schwefel ist unverzichtbar für viele Vorgänge in unserem Körper. Ohne organischen Schwefel wie MSM haben wir kein funktionierendes Immunsystem.

Ein Beispiel dazu: Das Immunsystem benötigt auch das Spurenelement Selen. Dieses kann jedoch ausschließlich dank einer Schwefelverbindung im Körper verteilt werden. Bei Selenmangel ist unsere körpereigene Abwehr geschwächt, und wir sind anfälliger für verschiedene Erkrankungen und Allergien. Ein schwaches Immunsystem ermöglicht Krankheiten wie Krebs und stellt eine erhebliche Gefahr für unser Leben dar. Mit diesem Beitrag hoffe ich deutlich gemacht zu haben, dass wir unser Immunsystem schützen und vor allem mit allem nähren müssen, was es benötigt, um tadellos funktionieren zu können. Nur so geben wir Krankheiten keine Chance, uns zu belasten.

Du kannst MSM direkt bei Waldkraft bestellen.

MSM Premium mit OptiMSM™– Organischer Schwefel MSM – 120 Kapseln
Gesundheit steht bei Waldkraft an erster Stelle. Das Unternehmen legt großen Wert darauf, dass die Produkte von höchster Qualität sind und unter strengsten Kontrollen hergestellt werden.

Du erhältst 10% Rabatt mit dem Code: natur auf deine erste Bestellung als Neukunde.

NAC - N-Acetylcystein

In diesem Beitrag möchte ich euch N-Acetylcystein, kurz NAC genannt, vorstellen. Vielleicht kennst du es, wenn überhaupt, als einen Schleimlöser, den man kostengünstig unter anderem in der Apotheke erhalten kann. Doch NAC ist weit mehr als nur ein Schleimlöser, da es unter anderem bewirkt, dass ein äußerst wichtiges Antioxidans namens Glutathion in unserem Körper produziert wird. Dieses Antioxidans, über das ich ebenfalls in diesem Buch berichtet habe, ist entscheidend für unsere körpereigene Entgiftung. Funktioniert diese nicht, sind wir anfällig für Krankheiten wie zum Beispiel Krebs. Da der Glutathionspiegel im Alter abnimmt, bietet NAC eine Möglichkeit, diesen wieder zu erhöhen, was wiederum dazu führt, dass unser Immunsystem optimal aktiviert wird und die Funktion unserer Organe unterstützt wird.

Zurück zu NAC, das in der Notfallmedizin bereits seit langem als Gegenmittel bei Vergiftungen und Überdosierungen, insbesondere im Zusammenhang mit Paracetamol, eingesetzt wird. N-Acetylcystein wirkt unter anderem entzündungshemmend und aktiviert das Immunsystem. Es liefert unserem Körper Aminosäuren, die wir nicht nur während des Wachstums benötigen, sondern auch im Alter, insbesondere bei körperlichen Anstrengungen, und wirkt zudem gegen oxidativen Stress.

Hier sind einige medizinische Eigenschaften von NAC:

- Es schützt die Leber vor Schäden.
- Es wirkt gegen Schwermetalle im Körper.

- Es wirkt gegen Medikamentenvergiftungen.
- Es hilft bei Arthritis.
- Es lindert Gelenkentzündungen.
- Es schützt die Blutgefäße.
- Es wirkt gegen Krebserkrankungen.
- Es steigert die Gesundheit der Lunge.
- Es wirkt gegen Bronchitis.
- Es fördert die Gesundheit des Herzens.
- Es erleichtert das Abhusten.
- Es wirkt gegen DNA-Schäden.

NAC ist in der Lage, Karzinogene abzubauen, die Entwicklung von Tumoren zu verhindern und die Metastasierung von Krebszellen zu stoppen.

Die Anwendung von N-Acetylcystein ist nebenwirkungsfrei und kann zudem über einen längeren Zeitraum eingenommen werden. Es wird sowohl als Medikament als auch als Nahrungsergänzungsmittel betrachtet.

Du kannst NAC direkt bei Waldkraft als Pulver oder in Kapseln bestellen.

NAC Kapseln - Deine Nahrungsergänzung in Waldkraft-Qualität

Gesundheit steht bei Waldkraft an erster Stelle. Das Unternehmen legt großen Wert darauf, dass die Produkte von höchster Qualität sind und unter strengsten Kontrollen hergestellt werden.

Du erhältst 10% Rabatt mit dem Code: natur auf deine erste Bestellung als Neukunde.

Nattokinase

Nattokinase ist ein Präparat, das nach den Corona-Impfungen bekannt wurde, da es die Fähigkeit besitzt, Spike-Proteine aus dem Körper zu entfernen.

Die Frage, die sich nun viele vielleicht stellen, ist, warum ich dieses Thema in meinem Buch über Krebs anspreche. Ganz einfach: Durch die Corona-Impfung haben sich "Turbokrebs"-Erkrankungen explosionsartig entwickelt. Ich möchte es nicht versäumen, auf das Thema einzugehen, da es dem einen oder anderen möglicherweise helfen könnte, erst gar nicht an Krebs zu erkranken. Nattokinase ist ein Enzym, das in Natto zu finden ist und aus fermentierten Sojabohnen gewonnen wird. In Japan steht es ganz selbstverständlich auf dem Speiseplan. Im Gegensatz dazu konnte sich diese Speise in Europa nicht bewähren, da sowohl das Aussehen als auch der Geruch und Geschmack als sehr streng und extrem empfunden werden. Die Japaner behandeln schon seit langem kardiovaskuläre Erkrankungen mit Nattokinase. Das Besondere an dem Enzym

Nattokinase ist, dass es die Eigenschaft besitzt, Gerinnsel aufzulösen.

Hier sind einige medizinische Eigenschaften von Nattokinase:

- Wirkt bei Long Covid/Post-Impfung.
- Bekämpft Arteriosklerose.
- Schützt vor Schlaganfällen.
- Senkt den Blutdruck.
- Hat eine antikanzerogene Wirkung.
- Zeigt positive Effekte gegen Alzheimer.
- Hilft bei Herz-Kreislauf-Erkrankungen.
- Bekämpft Gefäßerkrankungen.
- Lindert Hämorrhoiden.
- Wirkt gegen Krampfadern.
- Hat positive Effekte bei Übergewicht.
- Wirkt präventiv gegen Thrombosen, z. B. bei langen Flugreisen.
- Besitzt die Fähigkeit, Spike-Proteine abzubauen.

Nattokinase ist im Vergleich zu den meisten Proteinen und Enzymen wesentlich säurebeständiger und kann daher die Magensäure überstehen, um in den Blutkreislauf zu gelangen.

Es ist wichtig zu beachten, dass Nattokinase nicht gleichzeitig mit anderen Blutverdünnern eingenommen werden sollte, da dies die blutverdünnende Wirkung verstärken könnte, was wiederum zu inneren Blutungen führen kann.

Du kannst Nattokinase direkt bei Waldkraft bestellen.

Nattokinase-Komplex 2000 FU die Rezeptur mit Zink, Lungenkraut & NAC.

Gesundheit steht bei Waldkraft an erster Stelle. Das Unternehmen legt großen Wert darauf, dass die Produkte von höchster Qualität sind und unter strengsten Kontrollen hergestellt werden.

Du erhältst 10% Rabatt mit dem Code: natur auf deine erste Bestellung als Neukunde.

Quellenangaben:

(vgl. J. Sato et al. "Randomized, controlled study of the postoperative preventive effect of a nattokinase-containing beverage on deep vein thrombosis." European Journal of Vascular and Endovascular Surgery, vol. 49, no. 2, 2015, pp. 230-5.)

vgl. S. Fujita et al. "Increased fibrinolytic activity during exercise may be mediated by an increase in thrombin-activatable fibrinolysis inhibitor and by changes in platelet activation." Journal of Thrombosis and Haemostasis, vol. 2, no. 7, 2004, pp. 1186-92.

Natron - Natriumhydrogencarbonat

Natron kommt überall in der Natur vor - ob in Lebensmitteln, im menschlichen Körper oder im Wasser. So vielfältig wie sein Vorkommen sind auch seine Anwendungen. Das Naturprodukt Natron hinterlässt bei seiner Verwendung keine negativen Spuren, ganz im Gegenteil. Es schadet weder der Umwelt noch dem Menschen, unabhängig von seinem Alter. In der Medizin erweist sich Natron als besonders wirksam, da es nicht nur zahlreiche Giftstoffe neutralisieren kann, sondern auch als wirksamer Verbündeter gegen Krankheiten fungiert.

Im Zusammenhang mit Krebserkrankungen möchte ich die Bedeutung von Natriumbicarbonat hervorheben. Natriumbicarbonat, so der Fachbegriff für Backpulver, ist in der Lage, den pH-Wert eines Tumors zu erhöhen, die Größe von Lymphknoten zu verringern und insbesondere die Metastasierung von Brustkrebs zu verhindern. Patienten, die sich einer Chemo- oder Strahlentherapie unterziehen, erhalten vor der Behandlung Natron, um die toxischen Wirkungen dieser Therapien besser verkraften zu können. Natron sorgt dafür, dass die Organe nicht sofort versagen und die Menschen die giftige Behandlung überleben können. Ohne dieses Medikament würden Chemotherapiepatienten sofort sterben, wie wir in Fachartikeln gelesen haben.

Mark Sircus, selbst Arzt, hat ein Buch mit dem Titel "Sodium Bicarbonate: Rich Man's Poor Man's Cancer Treatment" veröffentlicht. Darin betont er deutlich, dass Natriumbicarbonat das wirksamste, sicherste und kostengünstigste Krebsmedikament ist, da es in der Lage ist, Krebszellen zu zerstören. Dr. Sircus behandelt seine Krebspatienten mit Natron, das er ihnen oral in Verbindung mit Melasse oder Ahornsirup verabreicht, aber auch intravenös.

Ein anderer italienischer Arzt und Onkologe, Dr. Tullio Simoncini, injiziert Natriumbicarbonat direkt in die Tumorregion. Dadurch wird der Tumor sozusagen ausgewaschen. Sowohl Dr. Sircus als auch Dr. Simoncini haben mit ihren Methoden in Verbindung mit Natron beachtliche Erfolge bei der Behandlung von Krebs erzielt.

Leider werden alternative Behandlungsmethoden bei Krebs in unserer Gesundheitspolitik und Gesellschaft kaum berücksichtigt. Über 90% der Krebspatienten entscheiden sich aus unterschiedlichen Gründen für eine Chemotherapie, die nachweislich fast immer zum Tode führt. Erst wenn diese Menschen die Torturen der schulmedizinischen Krebstherapie hinter sich haben und erkennen, dass ihr Leben nur noch an einem seidenen Faden hängt, öffnen sie sich für alternative Heilmethoden, die dann Wunder bewirken müssen, da die Selbstheilungskräfte des Patienten bereits durch zahlreiche Gifte zerstört wurden. Leider sind es gerade diese Patienten, die die Heilungsrate im Bereich der Alternativmedizin extrem senken.

Ich weiß, dass es natürlich ein großes Problem ist, einen behandelnden Arzt zu finden, der andere Methoden als die klassische Schulmedizin anwendet, aber Gottes Wege sind oft unergründlich und oft öffnen sich neue Türen.

Diese Kapseln erhält man bei Waldkraft:

PEA - natürlich gegen Entzündungen und Schmerzen

Palmitoylethanolamid, kurz PEA, ist ein Fettsäureamid, das natürlicherweise im Körper von Menschen, Tieren und Pflanzen vorkommt. Der Körper produziert es selbst als Reaktion auf negative Reize, um schmerzstillende und entzündungshemmende Wirkungen zu erzielen. Diese Eigenschaften von PEA sind seit 1957 bekannt, aber erst in den 1990er Jahren führten die Arbeiten der italienischen Chemikerin Rita Levi-Montalcini zu einem tieferen Verständnis seiner Bedeutung, wofür sie sogar mit dem Nobelpreis ausgezeichnet wurde.

PEA ist eine natürliche Lösung zur Schmerzlinderung und Entzündungshemmung im Körper. Es kommt in geringen Mengen in Lebensmitteln wie Soja, Erdnüssen, Fleisch, Fisch und Innereien vor. Außerdem wird PEA von geschädigten Hautzellen produziert, um Entzündungen und Juckreiz zu lindern.

Doch wie entsteht PEA im Körper? Es entsteht aus NAPE (N-Acyl-phosphatidylethanolamin), einem Hormon, das bei der Fettverdauung im Dünndarm freigesetzt wird und sich in den Zellmembranen anreichert.

PEA normalisiert gestörte biologische Prozesse und ist integraler Bestandteil des körpereigenen Schmerzsystems. Es dämpft die Entzündungsaktivität der Zellen und lindert so den Schmerz. Darüber hinaus wird PEA wegen seiner antitumoralen Wirkung auch in der Chemotherapie untersucht, da es die Körperzellen schützen kann.

PEA wird synthetisch oder aus natürlichen Quellen hergestellt und wird zunehmend als Alternative zu herkömmlichen Schmerzmitteln wie Aspirin, Paracetamol oder Ibuprofen angesehen. Das breite Anwendungsspektrum von PEA umfasst neben der Schmerzlinderung auch die Linderung von Stress und Juckreiz sowie die Förderung der Entzündungshemmung und der Selbstheilungskräfte des Körpers.

Insgesamt bietet Palmitoylethanolamid eine vielversprechende Perspektive für die Behandlung von Schmerzen, Entzündungen und anderen damit verbundenen Zuständen, indem die natürlichen Abwehrmechanismen des Körpers genutzt werden, um das Wohlbefinden zu verbessern und Nebenwirkungen zu minimieren.

Aber PEA ist nicht gleich PEA. Wie gut der Körper den Inhaltsstoff verwerten kann, hängt von der Dosierung und der Bioverfügbarkeit ab. Deshalb empfehle ich die PEA-Kapseln von Waldkraft. Sie sind vegan, gluten- und laktosefrei und enthalten pro Kapsel 240 mg Palmitoylethanolamid (PEA), das aus sorgfältig ausgewählten Rohstoffen gewonnen wird.

Entdecke PEA für dein Wohlbefinden, du kannst PEA sowohl in Form von Kapseln als auch in Form von Pulver bestellen.

PEA - Palmitoylethanolamid - 120 Stück
Praktische Kapseln, einfach zu dosieren
Gesundheit steht bei Waldkraft an erster Stelle. Das Unternehmen legt großen Wert darauf, dass die Produkte von höchster Qualität sind und unter strengsten Kontrollen hergestellt werden.

Du erhältst 10% Rabatt mit dem Code: natur auf deine erste Bestellung als Neukunde.

PEA - Palmitoylethanolamid Pulver
99,23 % hochreines, veganes PEA Pulver
Gesundheit steht bei Waldkraft an erster Stelle. Das Unternehmen legt großen Wert darauf, dass die Produkte von höchster Qualität sind und unter strengsten Kontrollen hergestellt werden.

Du erhältst 10% Rabatt mit dem Code: natur auf deine erste Bestellung als Neukunde.

Reishi, der Heilpilz mit einer langen medizinischen Historie

Ganoderma, auch als Reishi bekannt, ist ein Pilz mit beeindruckender Heilkraft, der zu den ältesten natürlichen Heilmitteln der Menschheit zählt. Seine vielseitige Wirksamkeit macht ihn zu einem wichtigen Bestandteil der alternativen Medizin. Der Reishi bevorzugt das Wachstum auf Laubbäumen und ist weltweit verbreitet, in Deutschland auch als "Glänzender Lackporling" bekannt. Die traditionelle chinesische Medizin (TCM) erkennt seine heilende Wirkung seit über 4000 Jahren und bezeichnet ihn als "Ling Zhi". Der Reishi ist ausschließlich für medizinische Zwecke bestimmt, da er ungenießbar ist. Sein Bekanntheitsgrad gründet sich vor allem auf seine heilende Wirkung bei Krebsbehandlungen und der Stärkung von Krebspatienten. Der Reishi wird auch als der "Pilz des ewigen Lebens" bezeichnet, da er eine immense Heilkraft besitzt, die zur Heilung schwerwiegender Krankheiten beiträgt.

Hier sind einige medizinische Eigenschaften des Reishi-Pilzes:

- Wirkt gegen Krebs.
- Verleiht Kranken Stärke.
- Unterstützt die Genesung.
- Aktiviert das Immunsystem.
- Verleiht dem Immunsystem Kraft.
- Wirkt gegen Bluthochdruck.
- Wirkt gegen chronische Hepatitis.
- Fördert den Schlaf.
- Beugt Herzkrankheiten vor.
- Wirkt gegen Gelenkentzündungen.
- Wirkt gegen Magengeschwüre.

- Hilft bei Bronchitis.
- Hilft bei Nierenproblemen.
- Reduziert Altersflecken.
- Wirkt gegen Grippe.
- Wirkt gegen Viruserkrankungen.
- Wirkt gegen HIV.
- Wirkt gegen Leberinsuffizienz.
- Senkt den Cholesterinspiegel.
- Schützt vor Allergien.
- Stärkt das Herz-Kreislauf-System.
- Wirkt gegen Tumorbildung.
- Beugt Tumorbildung vor.
- Wirkt gegen Neurodermitis.
- Wirkt gegen Arthritis.
- Entgiftet.
- Schützt die Leber.
- Beugt Herzinfarkt vor.
- Hat positive Auswirkungen auf chronische Atemwegserkrankungen.
- Wirkt gegen Atemnot.
- Wirkt gegen Abgeschlagenheit.
- Wirkt gegen Höhenkrankheit.
- Wirkt gegen Burnout-Symptome.
- Wirkt gegen Lungenerkrankungen.
- Wirkt gegen Nervenschwäche.

- Hilft bei Arthrose.
- Hilft bei Rheuma.
- Schmeichelt der Haut.
- Hat einen Anti-Aging-Effekt.

Die heilende Wirkung des Reishi-Pilzes beruht auf seinen zahlreichen Inhaltsstoffen, darunter über 100 Polysaccharide und mehr als 140 Triterpene. Diese Inhaltsstoffe bewirken unter anderem eine kraftvolle Stärkung des Immunsystems, um Krankheitserregern keinen Schaden zuzufügen. Die Wirkstoffe haben antibakterielle, entzündungshemmende und beruhigende Eigenschaften. Aufgrund seiner langen Tradition in der Heilmedizin wurde der Reishi bereits in zahlreichen medizinischen Studien untersucht, und immer mehr Wissenschaftler interessieren sich für seine Anwendung. In der Studiendatenbank Pubmed sind über 1000 Studien über den Reishi-Pilz zu finden.

Besonders wertvoll ist die nachgewiesene immunstärkende Wirkung des Pilzes. Sowohl Dr. Zhang und sein Team von der Freien Universität Berlin als auch Dr. Bao von der chinesischen Academy of Sciences haben durch Studien bestätigt, dass der Pilz in der Lage ist, entartete und befallene Zellen zu zerstören. Dies bedeutet, dass durch die Stärkung des Immunsystems Krankheiten vorgebeugt und bereits vorhandene Krankheiten durch Aktivierung der Selbstheilungskräfte besiegt werden können. Der Reishi-Pilz beeinflusst positiv Autoimmunerkrankungen, da er eingreift, wenn der Körper aus verschiedenen Gründen falsch reagiert. Er koordiniert gewissermaßen das Immunsystem, damit es zur richtigen Zeit genau richtig reagiert.

Was bedeutet das konkret für Krebserkrankungen? Zahlreiche Studien haben bereits gezeigt, dass der Reishi-Pilz gegen viele Krebsarten wirksam ist. Als Beispiel fand Dr. Liu von der Kyushu University in Fukuoka heraus, dass der Reishi das Wachstum von Prostatakrebszellen hemmt. Weltweit gibt es viele Studien von verschiedenen Universitäten, Professoren und Ärzten. Alle haben etwas gemeinsam: Sie bestätigen die heilende Wirkung des Reishi-Pilzes gegen Krebs. Der Schlüssel liegt unter anderem in der Stärkung des körpereigenen Immunsystems. Dies verhindert das Tumorwachstum und zerstört schließlich kranke Zellen.

Es ist bemerkenswert, dass in Japan der Reishi-Pilz offiziell in der Krebstherapie eingesetzt wird, da er viele krebsbekämpfende Substanzen enthält. Darüber hinaus hilft derselbe Pilz allen Patienten, die eine Strahlen- oder Chemotherapie durchlaufen müssen, sich zu erholen. Er steigert ihr Wohlbefinden, lindert Schmerzen, fördert den Schlaf, regt den Appetit an und verleiht allgemeine Stärke. Der Reishi-Pilz wirkt Infektionsanfälligkeiten entgegen und bekämpft erfolgreich Metastasen. Er erweist sich besonders wirksam gegen Lungenkrebs, Hirntumoren, Bauchspeicheldrüsenkrebs, Leber- und Nierenkrebs.

Dr. Morishige ist fest davon überzeugt, dass der Reishi-Pilz nicht nur zur Krebsbehandlung, sondern auch zur Krebsprävention geeignet ist. Es ist daher auch präventiv gegen Tumore wirksam. Es bleibt die Frage, warum dieser

Pilz in Japan offiziell in der Medizin zur Krebsbehandlung eingesetzt wird, jedoch nicht in Deutschland, Österreich, der Schweiz oder generell in Europa. Diese Frage überlasse ich dir zur Überlegung.

Glaube mir, gegen jede Krankheit ist ein Kraut gewachsen.

Thymian

Der Thymian und seine gesundheitsfördernde Potenz! Thymian ist mit antibiotischen, antibakteriellen und schleimlösenden Eigenschaften ausgestattet, die als gesunde Alternative zur herkömmlichen Medizin dienen und keinerlei Nebenwirkungen verursachen. In vielen Fällen wird Thymian sogar als Ersatz für Antibiotika bevorzugt, insbesondere von Menschen, die antibiotikaresistent sind oder Antibiotika nicht gut vertragen. Die lebensgefährlichen Krankenhauskeime, insbesondere der MRSA-Keim, werden durch Thymian nachweislich bekämpft. Schon die alten Ägypter schätzten Thymian als Heilmittel, und Hippokrates behandelte bereits erfolgreich Atemwegserkrankungen damit.

Die antibiotischen, krampflösenden, entzündungshemmenden und antibakteriellen Eigenschaften von Thymian sind auf seine ätherischen Öle zurückzuführen. Hier sind einige der medizinischen Anwendungen von Thymian:

- Bekämpfung von Schnupfen.
- Linderung von Husten.
- Hilfe bei Heiserkeit und Halsschmerzen.

- Wirksam gegen Nasennebenhöhlenentzündungen.
- Antibiotische und antibakterielle Wirkung.
- Schleimlösende Eigenschaften.
- Unterstützung bei Keuchhusten und Asthma.
- Behandlung chronischer Bronchitis und Reizhusten.
- Entzündungshemmend und krampflösend.
- Schmerzlinderung.
- Linderung von Menstruationsschmerzen.
- Bekämpfung von Blähungen und Durchfall.
- Prävention von Durchfallerkrankungen.
- Wirksam bei Darmgrippe.
- Vertreibung von Escherichia coli Bakterien.
- Positiver Einfluss auf das Gehirn und Verzögerung des Alterungsprozesses.
- Bekämpfung von Alzheimer und Demenz.
- Antioxidative Eigenschaften.
- Schutz vor Herz-Kreislauf-Erkrankungen und Krebs
- Blutdrucksenkende Wirkung.
- Wirksam gegen Diabetes, Akne, Hautkrankheiten, Pilzinfektionen, Parodontose und Zahnfleischentzündungen.
- Unterstützung bei Entzündungen im Mundbereich.

Wissenschaftliche Studien haben die antibakterielle Wirkung von Thymian gegen verschiedene menschliche Krebszelllinien bestätigt, insbesondere im Mund-, Eierstock-, Brust- und Lungenbereich. Im Vergleich zu herkömmlichen und kostspieligen Krebsbehandlungen bietet diese alternative Therapie kostengünstige und effektive Ergebnisse. Die natürlichen Wege der Heilung, wie im oben genannten Beispiel mit Thymian gezeigt, sollten ernsthaft in Betracht gezogen werden. Statt teurer Erkältungsmittel zu erwerben, könnte eine kostengünstige und wirksame Option darin bestehen, bei Bedarf auf Thymian zurückzugreifen, sei es in Form von Tee oder als Gurgellösung bei Halsbeschwerden, Heuschnupfen und Allergien ohne Nebenwirkungen.

Vitamin B12

Wenn ich hier über Vitamin B12 spreche, beziehe ich mich streng genommen auf eine Gruppe von Vitaminen, die für unsere Gesundheit von entscheidender Bedeutung sind. Sie spielen eine Schlüsselrolle bei der Entgiftung, der Funktion des Gehirns, dem Herz-Kreislauf-System und dem Nervensystem.

B12 kann **nicht** vom Körper selbst hergestellt werden und zählt daher zu den essenziellen Vitaminen. Um an Vitamin B12 zu gelangen, müssen wir es durch die Nahrung aufnehmen. Leider liefern uns pflanzliche Produkte kaum das gewünschte Vitamin, sondern fast ausschließlich tierische Lebensmittel. Vitamin B12 ist unerlässlich für unsere Gesundheit, da es an der Blutbildung, dem Energiestoffwechsel und der Zellteilung beteiligt ist. Letzteres sollte besonders für Schwangere von großem Interesse sein. Die körpereigene Entgiftung, die ohne Vitamin B12 nicht möglich ist, ist von großer Bedeutung.

Hier sind einige medizinische Eigenschaften von Vitamin B12:

- Es wirkt zellteilend und zellbildend.
- Es bildet und regeneriert Nerven.
- Es schützt Blutgefäße vor Schäden.
- Es schützt vor Nervenschäden.
- Es wirkt positiv für Diabetiker.
- Es schützt vor neurologischen und neuropsychiatrischen Störungen.
- Es wirkt gegen Demenz.
- Es wirkt präventiv gegen Alzheimer-Erkrankungen.
- Es wirkt gegen Depressionen.
- Es wirkt gegen Autismus.
- Es wirkt gegen Schizophrenie.
- Es hilft bei Schlafstörungen.
- Es wirkt gegen Herz-Kreislauf-Erkrankungen.
- Es hilft bei chronisch entzündlichen Darmerkrankungen.

Ein Mangel an Vitamin B12 kann schwerwiegende Auswirkungen auf unsere Gesundheit haben, und oft werden Patienten falsch behandelt, weil der behandelnde Arzt keinen Vitamin B12-Test vor der Diagnose durchführt. Viele Menschen, die gegen Alzheimer behandelt werden, weisen eigentlich nur einen Mangel an Vitamin B12 auf. Wenn der Patient erst einmal mit einer falschen Diagnose behandelt wird, ist es schwer, aus der lebensbedrohlichen Situation herauszukommen. Säureblocker sind weit verbreitet und werden von vielen Menschen eingenommen, da sie auch ein lukratives Geschäft für die Pharmalobby sind. Diese Säureblocker verhindern die Aufnahme von Vitamin B12. Es gibt Urintests, die man zu Hause durchführen kann, um festzustellen, ob der Körper einen Vitamin B12-Mangel aufweist. Falls dies der Fall ist, sollte man unbedingt seinen Körper mit Vitamin B12 versorgen.

Du kannst Vitamin B12 direkt bei Waldkraft bestellen.

Vitamin B12-Komplex Drops fürs Immunsystem & gesunde Nerven
Gesundheit steht bei Waldkraft an erster Stelle. Das Unternehmen legt großen Wert darauf, dass die Produkte von höchster Qualität sind und unter strengsten Kontrollen hergestellt werden.

Du erhältst 10% Rabatt mit dem Code: natur auf deine erste Bestellung als Neukunde.

Hochdosiertes Vitamin C

Hochdosiertes Vitamin C, auch als Ascorbinsäure bekannt, gewinnt zunehmend an Bedeutung aufgrund seiner vielversprechenden gesundheitlichen Vorteile. Als wasserlösliches Vitamin spielt es eine entscheidende Rolle im menschlichen Körper, angefangen bei der Bildung von Kollagen bis hin zur Unterstützung des Immunsystems.

Die Idee, Vitamin C in höheren Dosen einzunehmen, basiert auf der Annahme, dass dies die Immunfunktion stärken und vor Krankheiten schützen kann. Studien deuten darauf hin, dass hochdosierte Vitamin-C-Zusätze das Risiko von Erkältungen und Infektionen reduzieren können. Die antioxidativen Eigenschaften von Vitamin C tragen dazu bei, Zellschäden durch freie Radikale zu minimieren.

Besonders bemerkenswert ist der positive Einfluss von hochdosiertem Vitamin C auf die Behandlung von Erkältungen, Grippe und durch Viren verursachten Lungenentzündungen. Es kann effektiv dazu beitragen, Symptome wie Schmerzen, Fieber und Husten zu lindern. Interessanterweise gibt es auch vielversprechende Hinweise auf eine potenzielle Rolle von hochdosiertem Vitamin C in der Krebstherapie.

Die historische Einführung der Therapie mit hochdosiertem Vitamin C durch Fred R. Klenner, M.D., in den späten 1940er Jahren unterstreicht den Erfolg dieser besonders sicheren und wirkungsvollen Therapie. Schon Jahrzehnte zuvor hatten Linus Pauling und Irwin Stone gezeigt, dass viele Tiere im Verhältnis zum menschlichen Körpergewicht mindestens so viel oder sogar mehr Vitamin C produzieren.

Trotz vielversprechender Ergebnisse besteht eine Diskrepanz in den behördlichen Richtlinien, die eine Höchstgrenze für Vitamin C auf 2.000 mg/Tag festlegen. Die empfohlene tägliche Vitamin C Zufuhr beträgt laut der Deutschen

Gesellschaft für Ernährung für Männer 110 mg und für Frauen 95 mg. In bestimmten Lebensumständen wie Schwangerschaft, Dauerstress, Rauchen oder Erkrankungen kann ein erhöhter Bedarf bestehen. Schwangere, Stillende, Raucher und Raucherinnen benötigen eine höhere Zufuhr von Vitamin C.

Eine ausreichende Zufuhr von Vitamin C ist für lebenswichtige Prozesse unerlässlich, wie beispielsweise für weiße Blutkörperchen und männliches Sperma, die eine ungewöhnlich hohe Menge an Ascorbinsäure enthalten. Diese Substanz wurde sogar mit einer gesteigerten Libido und der Vorbeugung gegen Nierensteinbildung in Verbindung gebracht.

Neben den positiven Effekten auf die Gesundheit beeinflusst Vitamin C nachweislich den Blutfluss und senkt den Blutdruck. Eine ausgewogene Ernährung mit Vitamin-C-reichen Lebensmitteln wie Zitrusfrüchten, Beeren, Paprika und Brokkoli ist entscheidend. Dennoch bleibt die optimale Dosierung von hochdosiertem Vitamin C Gegenstand von Diskussionen und Forschungen.

Insgesamt verdeutlichen die Forschungsergebnisse, dass Vitamin C eine bedeutende Rolle für die Gesundheit spielt. Der Nutzen von hochdosiertem Vitamin C als Nahrungsergänzung in bestimmten Situationen ist vielversprechend.

Du kannst Vitamin C direkt bei Waldkraft bestellen.

Vitamin D3

In den letzten Jahren hat Vitamin D, insbesondere das viel diskutierte Vitamin D3, für uns Menschen zunehmend an Bedeutung gewonnen. Die Gruppe der D-Vitamine besteht aus mehreren fettlöslichen D-Vitaminen (Secosteroide), wobei D3 – auch als Cholecalciferol oder Calciol bekannt – nachweislich das wichtigste für den Körper ist.

Sowohl die neuesten wissenschaftlichen Erkenntnisse als auch das Bewusstsein für die Bedeutung von Vitamin D für optimale Gesundheit nehmen von Jahr zu Jahr zu. Ursprünglich betrachteten Wissenschaftler Vitamin D lediglich als wichtig für die Behandlung von Rachitis und anderen Knochenerkrankungen. Heutzutage wissen Experten jedoch, dass Vitamin D mehr als nur das Skelett beeinflusst.

Die Produktion von Vitamin D3 erfolgt durch ungefilterte Sonneneinstrahlung auf das Gesicht oder die Haut, wobei durch die entstehende Wärme natürlicherweise Vitamin D3 (Cholecalciferol) erzeugt wird. Die direkte Bestrahlung der Haut durch die Sonne führt zur optimalen Produktion von Vitamin D. Sonnenschutzmittel (Creme) oder Kleidung stoppen die Bildung sofort. Im Durchschnitt genügen 15 Minuten ungeschützte Sonneneinstrahlung pro Tag, um ausreichend Vitamin D für den Tag zu speichern.

Interessanterweise ist Vitamin D kein echtes Vitamin, da es nicht über die Nahrung aufgenommen wird. Die Versorgung mit Vitamin D erfolgt ausschließlich über die Sonneneinstrahlung, die jedoch nur effektiv ist, wenn ausreichend UV-B-Strahlen aufgenommen werden können. In vielen Regionen Europas ist dies jedoch aufgrund von Aufenthalten in Gebäuden mit künstlicher Beleuchtung kaum mehr möglich. Nach ausreichender Produktion kann Vitamin D im Fettgewebe und in der Leber für einige Monate gespeichert werden, wodurch der Organismus für Wochen oder sogar bis zu 4 Monaten darauf zurückgreifen kann.

Vitamin-D-Mangel ist heutzutage bei vielen Menschen verbreitet, da die aufgenommene Sonnenstrahlung oft nicht ausreicht. Verwendung von Sonnencreme mit hohem Schutzfaktor oder das Verbleiben im Schatten, um die Bildung von Vitamin D zu verhindern, tragen dazu bei. Wissenschaftler betrachten Vitamin D nicht mehr nur als wichtig für das Skelett, sondern als Schlüsselsubstanz für zahlreiche Vorgänge in menschlichen Zellen.

Internationale Forscher haben nachgewiesen, dass ein Mangel an Vitamin D maßgeblich zu Zivilisationskrankheiten wie Krebs, MS, Parkinson, Herz-Kreislauf-Erkrankungen und Autoimmun-Erkrankungen beitragen kann. Einige Experten gehen sogar so weit zu behaupten, dass ein Vitamin-D-Mangel das Hormon- und Immunsystem negativ beeinflusst, was wiederum Auswirkungen auf die Psyche und den gesamten Stoffwechsel hat, und somit den Gesundheitszustand vieler Menschen erklären könnte.

Meine Theorie bezieht sich auf die Lebensweise früherer Generationen, insbesondere auf Menschen, die im Freien arbeiteten. Diese hatten seltener Krebserkrankungen, da sie täglich der Sonnenstrahlung ausgesetzt waren und somit ihre Vitamin-D-Depots füllen konnten. Studien in Afrika haben gezeigt, dass Menschen, die dort auf den Feldern arbeiten, kaum Krebserkrankungen aufweisen. Andererseits erkranken Menschen in Afrika, die sich berufsbedingt in geschlossenen Räumen mit künstlichem Licht aufhalten, genauso häufig an Krebs wie Menschen in Industrieländern.

Internationale Wissenschaftler behaupten, dass eine der bedeutendsten Vorteile von Vitamin D in der Reduzierung des Krebsrisikos liegt. Die beste Quelle für Vitamin D für Menschen bleibt jedoch die Sonne als natürlicher biologischer Ansatz. Alternativ gibt es andere Möglichkeiten, sich mit Vitamin D zu versorgen, insbesondere wenn dies erforderlich ist. Eskimos im nördlichen Polargebiet haben beispielsweise traditionell rohes Fleisch und tierisches Fett gegessen, um sich mit D3 und anderen Vitaminen zu versorgen.

Die besten Nahrungsquellen für Vitamin D3 sind Aal (gekocht), Atlantischer Hering, Austern (gedämpft), Butter, Lachs (gebacken), Lebertran, Makrele (frisch & gekocht), Makrele (in Dosen & abgetropft), Rinderleber (gekocht),

Schmalz (Schweinefett), Sardinen (in Öl eingelegt, abgetropft) und Vollei.

Versuche dein Vitamin-Depots durch ungefilterte Sonneneinstrahlung auf natürliche Weise aufzufüllen. Verzichte dabei auf Sonnenschutzmittel und suche nach einigen Minuten im Schatten Schutz, um Sonnenbrand zu vermeiden. Deine Gesundheitszustand wird es dir danken.

Du kannst Vitamin D3 direkt bei Waldkraft als Drops oder Tinktur mit Vitamin K2 bestellen.

D3-Immun Drops - Innovatives Rezept für fruchtig-süße D3-Immun Drops

Gesundheit steht bei Waldkraft an erster Stelle. Das Unternehmen legt großen Wert darauf, dass die Produkte von höchster Qualität sind und unter strengsten Kontrollen hergestellt werden.

Du erhältst 10% Rabatt mit dem Code: natur auf deine erste Bestellung als Neukunde.

Vitamin D3 Tropfen 2.000 IE + K2 - 40 mcg hochdosiert - 30ml

Gesundheit steht bei Waldkraft an erster Stelle. Das Unternehmen legt großen Wert darauf, dass die Produkte von höchster Qualität sind und unter strengsten Kontrollen hergestellt werden.

Du erhältst 10% Rabatt mit dem Code: natur auf deine erste Bestellung als Neukunde.

Die Wurzel des mongolischen Tragant - ein Schlüssel für die ganzheitliche Heilung

Die Wurzel des mongolischen Tragant, wissenschaftlich Astragalus genannt, eröffnet einen faszinierenden Weg in die Welt der ganzheitlichen Heilung. In der Traditionellen Chinesischen Medizin (TCM) spielt die Wurzel eine herausragende Rolle und gilt als wissenschaftlich anerkannte und belegte Heilpflanze.

- Die vielfältigen Wirkungen der mongolischen Tragant Wurzel erstrecken sich auf verschiedene Aspekte der Gesundheit und tragen zu einer ganzheitlichen Heilungserfahrung bei. Einige der beeindruckenden Eigenschaften der Wurzel sind

- Kampf gegen Krebs: Die Wurzel des mongolischen Tragant besitzt nachweislich krebshemmende Eigenschaften, die in der TCM seit langem geschätzt werden.

- Regulierung des Blutdrucks: Sie hilft, den Blutdruck zu senken und fördert so eine gesunde Herz-Kreislauf-Funktion.

- Durchblutungsförderung: Die Wurzel unterstützt eine optimale Durchblutung, die für die Versorgung von Organen und Geweben unerlässlich ist.

- Entgiftung: Durch ihre entgiftende Wirkung hilft sie, den Körper von Schadstoffen zu befreien.

- Antiallergische und antibakterielle Wirkung: Die Wurzel stärkt das Immunsystem und wirkt antiallergisch und antibakteriell.
- Entwässerung und Schutz der Blutgefäße: Sie fördert die Entwässerung und schützt gleichzeitig die Blutgefäße.
- Kreislaufanregung: Durch die Anregung der Durchblutung unterstützt sie die optimale Funktion des Herz-Kreislauf-Systems.
- Entzündungshemmend: Die Wurzel wirkt entzündungshemmend und kann bei verschiedenen entzündlichen Erkrankungen helfen.
- Immunstimulation und Abwehrkräfte: Sie stimuliert das Immunsystem und stärkt die körpereigenen Abwehrkräfte.
- Hilfe bei Atemwegsproblemen: Die Wurzel hilft bei Asthma, Bronchitis und anderen Atemwegserkrankungen.
Bekämpfung von Durchfall: Sie wirkt regulierend auf den Verdauungstrakt und hilft bei der Bekämpfung von Durchfall.
- Unterstützung bei Diabetes: Die Wurzel zeigt vielversprechende Effekte bei der Unterstützung von Diabetes.
- Stärkung des Herzens: Durch ihre positive Wirkung auf den Blutdruck und die Durchblutung trägt sie zur Stärkung des Herzens bei.

- Stressabbau: Die Wurzel des mongolischen Tragant unterstützt den Stressabbau und fördert somit das psychische Wohlbefinden.
- Hilfe bei Stoffwechselstörungen: Es kann positive Auswirkungen auf Stoffwechselstörungen haben.
- Vorbeugung von Schlaganfällen: Durch ihre positive Wirkung auf den Blutdruck und die Gefäße kann sie dazu beitragen, das Schlaganfallrisiko zu senken.
- Förderung der Wundheilung: Die Wurzel unterstützt die natürliche Heilung von Wunden und Verletzungen.

Diese beeindruckende Liste von Eigenschaften macht die mongolische Tragant Wurzel zu einem wertvollen Bestandteil auf dem Weg zur ganzheitlichen Heilung. Ihr breites Spektrum an gesundheitsfördernden Wirkungen macht sie zu einem Wegweiser im Kampf gegen Krebs und andere gesundheitliche Herausforderungen. Nach 10 Jahren intensiver Erfahrung teile ich meine Erkenntnisse über diese außergewöhnliche Heilpflanze, die mir geholfen hat, den Weg vom Krebs zurück ins Leben zu finden.

Zeolith

Zeolith ist ein natürliches Mineral und gleichzeitig ein bemerkenswertes Heilmittel für unsere Gesundheit. Es besitzt die Fähigkeit, eine Vielzahl von Giftstoffen zu binden, die sich durch Nahrung, Medikamente, Luft und Wasser in unserem Körper ansammeln und zu schwerwiegenden Krankheiten führen können. Da viele dieser Gifte durch unseren Darm passieren, staut sich dort der toxische Müll an, der für zahlreiche ernste Erkrankungen verantwortlich sein kann. Zeolith trägt dazu bei, diese Gifte aus dem Darm zu transportieren. Diese Mineralerde ist nicht nur eines der sichersten und unschädlichsten Bindemittel für Giftstoffe im menschlichen Körper und bei Tieren, sondern wird auch in der Natur eingesetzt, um gefährliche Substanzen von atomar verseuchten Böden und Gewässern bis hin zur belasteten Luft zu entfernen.

Hier sind einige medizinische Eigenschaften von Zeolith:

- Entgiftende Wirkung.

- Förderung der Verdauung.

- Verringerung von Nebenwirkungen nach Strahlen- und Chemotherapie.

- Stärkung und Förderung der Funktion der Darmwand.

- Wirksamkeit gegen Hauterkrankungen wie Psoriasis, Ekzeme, Schuppenflechte und Neurodermitis.

- Bekämpfung von therapieresistenter Akne.

- Wirkung gegen chronische Hauterkrankungen.

- Verbesserung der Darmgesundheit.

- Antikarzinogene Wirkung, da es den Körper entgiftet.

- Wirksamkeit gegen Venenerkrankungen.

- Linderung von schweren Verbrennungen.

Es ist erstaunlich, dass Völker wie die in Nordsibirien täglich Zeolith in ihre Ernährung integrieren und Krankheiten wie Krebs kaum eine Rolle spielen. Diese

Menschen leben länger und sind gesünder als andere Bevölkerungsgruppen.

Wir empfehlen natürliches Zeolith als CE-zertifiziertes Medizinprodukt.

Mein Plan B - Ganzheitliche Heilung

Sollte ich, aus welchen Gründen auch immer, von heute auf morgen von einem Turbo-Krebs befallen werden und meine bisherigen Methoden nicht ausreichen, um die Ausbreitung des Krebses sehr schnell einzudämmen, dann würde ich zu CDL greifen. Warum? Weil es Millionen von Menschen weltweit geholfen hat, die bösartigsten Formen von Krebs und anderen unheilbaren Krankheiten zu bekämpfen. Tumore, die bereits aus dem Körper herausgewachsen waren, konnten verkleinert und geheilt werden. Natürlich nicht über Nacht!

Aber der Reihe nach.

Was ist CDL? CDL oder besser Chlordioxid ist ein synthetisches Gas, das in der Natur nicht vorkommt. Es entsteht durch die Reaktion von Natriumchlorit mit einer Säure. Es besteht aus zwei Sauerstoffatomen und einem Chloratom, es ist also ein sehr einfaches Molekül. Dadurch ist es sehr gut wasserlöslich und geht keine chemischen Verbindungen ein. Das Gas löst sich beispielsweise vollständig in Wasser auf. Es gibt keinen besseren Hilfsstoff als CDL, um in der Natur aus verunreinigtem Wasser Trinkwasser herzustellen. CDL tötet Bakterien, Viren, Pilze und Parasiten ab und versetzt das Wasser in einen basischen Zustand mit hohem pH-Wert. In der Lebensmittelindustrie wird Chlordioxid zur Reinigung von Nahrungsmitteln eingesetzt. Nach meinen Informationen ist der Einsatz von Chlordioxid sogar für die Desinfektion und Lagerung von Blut in Blutbanken gesetzlich vorgeschrieben.

Durch eine orchestrierte negative Berichterstattung in den Medien wird dem Normalverbraucher suggeriert, dass es sich bei CDL um ein Bleichmittel handelt. Dies geschieht entweder aus reiner Unwissenheit oder absichtlich, um Unwahrheiten zu verbreiten. Ein Bleichmittel ist Natriumhypochlorit, und das hat mit Chlordioxid so viel zu tun wie ein Apfel mit einer Birne.

Seit ich an Krebs erkrankt bin, werde ich immer hellhörig, wenn die Medien auf der ganzen Welt gleichzeitig im Gleichschritt berichten. Dann höre ich hin und versuche selbst zu analysieren, was dran ist und was nicht. Auf jeden Fall habe ich CDL selbst ausprobiert und lebe noch, sogar so gut, dass ich gesund bin und keine gesundheitlichen Probleme habe.

Wie haben wir CDL kennengelernt und für uns ausprobiert?

In der alternativen Heilszene wurde im Zusammenhang mit CDL immer von dem Biophysiker Andreas Kalker gesprochen. Er hatte ein Buch geschrieben mit dem Titel: „Gesundheit verboten - unheilbar war gestern". In diesem Buch veröffentlichte Andreas Kalker das Ergebnis seiner jahrelangen Datensammlung über angeblich unheilbare

Krankheiten. Kalker wagte es, mit diesem Buch die Wahrheit auszusprechen und Lösungen anzubieten, wo es bisher keine gab. Kalker hatte sich durch Selbstbehandlung von einer Krankheit erholt, die als unheilbar galt. Nachdem er wieder denken und handeln konnte, war er in der Lage, den kleinsten gemeinsamen Nenner aller Krankheiten und den Grund für eine wirksame therapeutische Antwort zu finden, für die er von den etablierten Ärzten so heftig angegriffen wurde und wird. Das Buch ist in einem leicht verständlichen Stil geschrieben und richtet sich sowohl an interessierte Laien als auch an Fachleute. Es enthält eine wertvolle Sammlung wissenschaftlicher und medizinischer Daten, Protokolle und Beispiele für die Heilung vieler Krankheiten und Leiden.

Wer sich dafür interessiert, findet das Buch auch bei Waldkraft. Hier ist der Link.

Buch: Gesundheit verboten - Autor
Biophysiker Andreas Kalcker

Gesundheit verboten - Unheilbar war gestern ist in einem einfach verständlichen Stil ebenso für interessierte Laien wie für Fachleute geschrieben. Es enthält eine wertvolle Sammlung von wissenschaftlichen und medizinischen Daten, Protokollen und Beispielen für die Heilung vieler Krankheiten und Leiden.

Du erhältst 10% Rabatt mit dem Code: natur
auf deine erste Bestellung als Neukunde.

Das Buch, die Videos und die unzähligen Berichte haben wir - meine liebe Frau Inas und ich – uns dazu bewogen, CDL als unseren Plan B zu wählen. Wir wissen, was wir gedanklich in der Hinterhand haben und was natürlich nie in unserem Notfallkoffer fehlen darf. Wir haben das CDL-Set: Chlordioxid zur Selbstherstellung - Natriumchlorit + Salzsäure, damit wir jederzeit unabhängig sind. Link zum CDL-Set.

CDL-Set: Chlordioxid zur Selbstherstellung - Natriumchlorit + Salzsäure
Gesundheit steht bei Waldkraft an erster Stelle. Das Unternehmen legt großen Wert darauf, dass die Produkte von höchster Qualität sind und unter strengsten Kontrollen hergestellt werden.

Du erhältst 10% Rabatt mit dem Code: natur auf deine erste Bestellung als Neukunde.

Für den schnellen Einsatz im Bedarfsfall haben wir immer eine Flasche CDL/CDS - Chlordioxid in Originalrezeptur (Chlordioxidlösung) vorrätig. Link zur Chlordioxid-Lösung.

CDL/CDS - Chlordioxid in Originalrezeptur (Chlordioxidlösung)
Gesundheit steht bei Waldkraft an erster Stelle. Das Unternehmen legt großen Wert darauf, dass die Produkte von höchster Qualität sind und unter strengsten Kontrollen hergestellt werden.

Du erhältst 10% Rabatt mit dem Code: natur auf deine erste Bestellung als Neukunde.

Wie wirkt CDL im Körper?

Wie oben beschrieben, ist CDL ein perfektes Desinfektionsmittel, da es Pilze, Parasiten, Viren und Bakterien (auch

179

multiresistente) in einem hohen pH-Bereich abtötet und eliminiert. Wie kann man sich das als Laie vorstellen? Es funktioniert durch Oxidation, also wie bei einer Verbrennung. Alle pathogenen Mikroorganismen, die nicht im Einklang mit dem pH-Wert des Körpers sind, werden buchstäblich verbrannt und in Asche verwandelt. Diese Asche ist für den Körper unschädlich und wird ausgeschieden. CDL reagiert dort, wo Krankheitserreger einen saureren pH-Wert erzeugen, der für die Region in unserem Körper untypisch ist. Laut Kalker reagiert CDL bevorzugt mit solchen Mikroorganismen, die kaum Sauerstoff zur Verfügung haben. Also genau die Zellen, die eliminiert werden sollen. Alles, was im Körper einen höheren, gesunden pH-Wert hat, bleibt von CDL unberührt. Andreas Kalker hatte bei seinen Forschungen entdeckt, dass auch unsere Abwehrzellen, die Neutrophilen, die Oxidation nutzen. Bei der Phagozytose, der Aufnahme von extrazellulären Partikeln, fressen sie Mikroorganismen oder Flüssigkeiten und verdauen sie. So funktioniert es, laienhaft ausgedrückt.

Mein Fazit: Zusammenfassend würde ich es so formulieren: CDL wirkt nicht wie Medikamente betäubend oder wie die Axt im Walde auf Krankheitserreger, sondern es "verbrennt" sie und verhindert so eine erhöhte Toxizität im Körper. Und obendrein gibt uns CDL Energie und Lebenskraft zurück.

Ich möchte es nicht versäumen, dir noch etwas über die Geschichte von CDL zu erzählen.

Es wurde bereits 1814 von dem Wissenschaftler Humphry Davy bei der Reaktion von Kaliumchlorat mit Salzsäure entdeckt. Es ist eine beeindruckende und lesenswerte Geschichte, die ich versuche, so kurz wie möglich zu erzählen.

Jim war damals ein Goldgräber und befand sich mit seinem Team im Dschungel von Guyana. Das Team war aufgebrochen, ohne sich vorher zu erkundigen, was sie in dem Gebiet erwarten würde. Es war bekannt, dass man sich dort mit Malaria anstecken konnte. Nur Jim und sein Team hatten keinerlei Vorsichtsmaßnahmen getroffen. Zwei Männer aus seinem Team erkrankten schwer an Malaria mit den bekannten Nebenwirkungen wie sehr hohes Fieber, Kopfschmerzen, Durchfall und so weiter.

Da keine Medikamente zur Behandlung zur Verfügung standen, war der Zustand der beiden Kameraden kritisch. Sie befanden sich mitten im Dschungel und waren etwa 400 km vom nächsten Krankenhaus entfernt. In dieser Notsituation beschloss Jim, den beiden ein Mittel zu verabreichen, das er zur Verfügung hatte. Es handelte sich um eine Substanz, mit der man Wasser trinkbar machen kann, einen so genannten stabilisierten Sauerstoff (2,5 % Natriumchlorit), der alle Arten von Krankheitserregern im Wasser abtöten kann, ohne die menschliche Gesundheit zu gefährden. Jim dachte: "Wenn es dazu dient, Wasser trinkbar zu machen, und wir bestehen zu etwa 70 % aus Wasser, dann könnte es auch dazu dienen, den Körper von diesen Krankheitserregern zu reinigen."

Gedacht, getan und er gab den beiden das Produkt.

Der Legende nach ging es den beiden nach 4 Stunden wieder gut und die Symptome einer der schlimmsten Infektionskrankheiten waren verschwunden! Kurze Zeit später soll Jim selbst an Malaria erkrankt sein, auch er nahm das Mittel und wiederholte den Vorgang, und es funktionierte wieder! Das war Jims Entdeckung, in der Not hat er einen großen Schritt getan, um in Zukunft Tausenden von Menschen weltweit zu helfen.

Gibt es Vorsichtsmaßnahmen für den Anwender?

Natriumchlorit darf natürlich nicht mit Natriumhypochlorit (dem Bleichmittel) verwechselt werden, wenn man die Lösung selbst herstellen will. In meinem Fall verlasse ich mich lieber auf eine zertifizierte Herstellung und kaufe beim Händler meines Vertrauens.

Als ich für meinen Plan B recherchierte, haben meine Frau und ich weltweit gesucht und das hier bei Esther gefunden. Ich habe es aus dem Spanischen übersetzt und hier eingefügt.

PROTOKOLL FÜR KREBS von "Terapeuta Esther Amador

Man sollte sich nicht an dem Begriff CDS stören, es ist CDL. Je nach Land spricht man entweder von CDL oder CDS und da ich den Artikel eins zu eins übernommen habe und ihn zitiere, darf ich ihn nicht ändern. Also CDL = CDS!

„ Um Krebs zu behandeln, müssen Sie mehrere Protokolle durchführen, um so viel CDS wie möglich in den Körper zu bekommen. Außerdem muss man einige der Nahrungsmittel eliminieren, von denen sich die Krebszellen ernähren.

Wenn Sie noch nie CDS genommen haben, und der Patient sehr krank ist oder eine sehr schwere oder fortgeschrittene Krankheit hat, sollten Sie langsam mit sehr niedrigen Dosen beginnen.

1. Protokoll C

Dies ist die Grundlage für den Beginn jeder CDS-Therapie.

Man beginnt mit einer Verdünnung von 2 ml CDS in 1 Liter Wasser, das man in 10 Spritzen à 100 ml aufteilt. Sie sollten es stündlich trinken, wobei Sie vor und nach der Einnahme von Medikamenten und Mahlzeiten 1 Stunde Abstand halten sollten.

Jeden Tag sollten Sie 1 ml CDS auf 1 Liter Wasser erhöhen, bis Sie 30 ml pro Tag erreichen.

Wenn Sie 25 ml pro Tag erreichen, verdünnen Sie das CDS statt in 1 Liter in 1,5 Liter Wasser und teilen Sie es immer in 10 Dosen auf. Dadurch wird verhindert, dass Sie einen trockenen Hals bekommen, was die einzige Unannehmlichkeit ist, die CDS verursacht, wenn es in hohen Konzentrationen eingenommen wird.

Dr. Insignares erwähnte, dass Sie diese Dosis mindestens 1 Jahr lang beibehalten sollten, nachdem Sie geheilt worden sind.

Wenn Sie 15 ml CDS pro Tag erreichen, fügen Sie das folgende Protokoll hinzu.

2. Protokoll F (Häufige Einnahme)

Sie beginnen den Tag mit Protokoll F10 (10 ml CDS in 1 Liter Wasser).

Sie nehmen alle 15 Minuten eine Dosis ein.

Protokoll F ist dasselbe wie Protokoll C, nur dass Sie es häufiger einnehmen, alle 15 Minuten.

Wenn Sie mit F10 fertig sind, lassen Sie eine halbe Stunde verstreichen und frühstücken Sie.

Nach dem Mittagessen lassen Sie 1 Stunde verstreichen und fahren mit Protokoll C fort (jede Stunde).

Wenn Sie 30 ml CDS pro Tag erreicht haben, erhöhen Sie das F-Protokoll auf 20 ml CDS. Es wird dann zu einem F20.

3. Protokoll R (Knopfeinlauf)

Dr. Insignares empfahl für diese Fälle, 3 Einläufe pro Tag zu machen. Morgens, nachmittags und abends (1-2 Stunden vor dem Schlafengehen).

Der Einlauf ist sehr wichtig, da er vom Dickdarm direkt zur Leber geht und deren Funktion verstärkt, da die Leber gesättigt ist und besonders hart arbeitet, um all die Giftstoffe auszuscheiden, die das CDS aus Ihren kranken Zellen holt. Es wird Ihnen helfen, Giftstoffe effizienter auszuscheiden.

ANLEITUNG

1. 200 ml lauwarmes Wasser verwenden und 15 ml CDS hinzufügen.

2. Geben Sie ein wenig Gleitmittel auf die Spitze des Katheters (das kann Kokosöl, Olivenöl oder ein anderes Gleitmittel auf Wasserbasis sein).

3. Führen Sie die Kanüle oder den Katheter etwa 10 cm durch den Anus ein und lassen Sie die Flüssigkeit ab.

4. Halten Sie es nicht länger als 5 Minuten.

Was die Ernährung betrifft, so müssen Sie 4 Lebensmittelgruppen ausschließen:

1. Zucker. Alles, was Zucker oder Süßstoffe enthält.

2. Alkohol, In all seinen Erscheinungsformen, Likör, Wein, Bier, etc.

3. Molkereiprodukte, Milch und alle ihre Derivate

4. Raffinierte Mehle und alles, was daraus hergestellt wird: Nudeln, Brot, Tortillas, Arepas usw.

5. Kadaver (Huhn, Rind, Schwein, Fisch) sollten vermieden werden, da sie stark entzündlich sind. Nehmen Sie Pilze, Samen, Hülsenfrüchte mit Getreide usw. zu sich, um Eiweiß zu erhalten.

Von den ersten 3 ernährt sich der Krebs und die anderen 2 verursachen eine Zellentzündung, die die kranken Zellen daran hindert, sich zu erholen."

Hier ein Beispiel, was ich tun würde, wenn ich wieder an Speiseröhrenkrebs erkranken würde.

Speiseröhrenkrebs und Chlordioxid

Protokoll C, zunehmende (oder alternativ Basisprotokoll) Einnahme von 3 ml CDS in 100 ml Wasser 10 mal täglich.

Kann mit dem rektalen Protokoll R für 3-6 Monate kombiniert werden.

Nächtliche Einläufe nach Protokoll E, am nächsten Tag abwechselnd mit Mundspülungen. Wie bei allen Krebsprotokollen können Infusionen mit Artemisia Annua dem einjährigen Beifuß (5 g täglich) und die Einnahme von 15 g Kalanchoe Daigremontana durchgeführt werden.

Angemessene Ernährung, arm an Zucker und Substanzen, die den Körper übersäuern.

Alle Protokolle sind im Buch von Andreas Kalker zu finden. Ich würde mich freuen, wenn mein Plan B auch für den einen oder anderen Leser Sinn macht. Allen, die diese Zeilen lesen, wünsche ich von Herzen, dass sie ihren individuellen Weg gehen und ihr Ziel erreichen.

Volkskrankheit Parasiten

Ich möchte keine unnötige Panik verbreiten, aber es ist mir wichtig, dieses Thema anzusprechen, da ich selbst davon betroffen war und die Möglichkeit besteht, dass es auch dich treffen könnte. Als Manager eines internationalen Unternehmens wurde ich während einer Geschäftsreise nach Brasilien von einer Stechfliege gebissen. Diese hinterließ genügend Eier in meiner Blutbahn, die mich monatelang schwer krank machten. Die Symptome ähnelten Malaria, konnten aber nicht bestätigt werden. Die Parasiten, die sich in meinem Körper eingenistet hatten, markierten den Beginn meiner Krankheitsgeschichte. Heute glaube ich, dass mein Krebs in Brasilien entstanden ist.

Viele von uns denken vielleicht, dass nur Menschen in den so genannten Entwicklungsländern von Parasiten befallen werden. Doch das ist ein Trugschluss. Schätzungen zufolge sind allein in Deutschland mindestens 60 Prozent der Bevölkerung mit dem einzelligen Parasiten "Toxoplasma gondii" infiziert. Hinter vorgehaltener Hand gehen Experten davon aus, dass die westliche Zivilisation von einer regelrechten Wurmplage unbekannten Ausmaßes heimgesucht wird.

Parasiten können in verschiedenen Formen auftreten, von winzigen Einzellern, Pilzen, Viren und Bakterien bis hin zu größeren Würmern oder Schlangen. Sobald Parasiten im Körper sind, können sie sich in verschiedenen Geweben und Organen ansiedeln und dort Schaden anrichten.

Studien zeigen, dass Darmparasiten am weitesten verbreitet sind. Diese Parasiten leben im Magen-Darm-Trakt des Wirtes und ernähren sich von dort. Aber auch andere Organe wie Blut, Gehirn, Leber und Herz können befallen werden.

Während meiner Fortbildung zum Thema Krebs stieß ich auf einen Artikel von Dr. Clark, einer herausragenden Pionierin der Medizin. Sie brachte es auf den Punkt: *"Beseitige den Parasiten, heile den Krebs"*.

Diese Worte erinnerten mich an meine Erfahrungen in Brasilien und trafen mich tief. So beschlossen meine Frau und ich, eine Schwefelkur nach Dr. Probst zu beginnen. Diese mehrwöchige Kur war und ist kein Zuckerschlecken. Alles, was wir in diesem Buch empfehlen und beschreiben, haben wir selbst ausprobiert. Die Schwefelkur war besonders intensiv - wir kämpften, litten im Bett und auf dem stillen Örtchen und schieden Wesen aus, von denen wir nie gedacht hätten, dass sie in uns leben könnten. Da die Parasiten immer aggressiver wurden, mussten wir zusätzlich täglich spezielle Einläufe machen, um die raffinierten "Bewohner" zu vertreiben. Es gibt die verschiedensten Einläufe, die man zur Unterstützung bei der Parasitenbekämpfung wählen kann. Wir haben uns für Einläufe zur Parasitenvertreibung nach Nikolai V. Gubarev (RU) entschieden.

Warum erzähle ich das alles über Parasiten? Wenn ein Leser von Arzt zu Arzt rennt und keiner die genaue Ursache findet, sollte der Betroffene selbst aktiv werden. Viele Parasiten sind Überlebenskünstler, an manchen Tagen ruhen sie, an anderen sind sie aktiv und vermehren sich, abhängig von Mondphasen und anderen Faktoren.

Eine Schweizer Ärztin schätzt, dass 99 Prozent aller praktizierenden Ärzte nichts von dieser Volkskrankheit wissen. Deshalb sollte der Betroffene den Arzt gezielt danach fragen.

Hier die Definition eines Parasiten: "Parasit (Schmarotzer); Lebewesen, das aus dem Zusammenleben mit einem anderen Lebewesen (Wirt) einen einseitigen Nutzen zieht, sich vom Wirt ernährt, ihn zu Fortpflanzungszwecken befällt, den Wirt schädigt und Krankheiten verursacht, indem es Organfunktionen beeinträchtigt, Zellen zerstört und ihm Nährstoffe entzieht".

Damit sich jeder selbst ein Bild machen kann, kopiere ich hier den Link zu einer sehr informativen Website ein.

Die Online-Präsenz dient ausschließlich der Zielsetzung des Vereins: Aufklärung zum Thema „Parasiten im menschlichen Körper"

Hier findest du einen QR-Code mit integriertem Link zum YouTube-Kanal "Parasitenfrei Schweizer Verein" wo du kostenlose Informationen findest.

Youtube-Kanal Parasitenfrei des gemeinnützigen Schweizer Vereins. Hier findet man 13 informative Videos.

Ich hoffe, dass dir dieses Kapitel von Nutzen sein wird.

Parasiten - In medias res

Die Vorstellung, dass im eigenen Körper Parasiten, Würmer, Quallen oder ähnliche Organismen existieren könnten, löst oft Unwohlsein aus. Diese Realität sollte jedoch nicht verdrängt werden, da es sich um ein ernsthaftes und gesundheitsgefährdendes Problem handelt. Bedauerlicherweise hat das Thema Parasiten aus medizinischer Sicht noch nicht die gebührende Aufmerksamkeit erhalten, da Ärzte möglicherweise nicht ausreichend darauf geschult sind, Krankheiten, die durch Parasiten verursacht werden, zu erkennen. Erschwerend kommt hinzu, dass die Symptome eines Parasitenbefalls ähnlich denen einer durch Bakterien ausgelösten Virusinfektion sein können.

Weltweit stellt der Parasitenbefall eine zunehmende Gesundheitsgefahr dar, wobei mehr als 2 Milliarden Menschen an den Folgen leiden. Stuhltests zur Untersuchung und zum Nachweis von Parasiten sind leider nicht immer zuverlässig, da es über 1000 verschiedene Parasiten gibt, von denen nur etwa 40 durch gängige Tests nachgewiesen werden können. Einmal im Körper angesiedelt, verlassen Parasiten ihn nicht freiwillig, es sei denn, sie sterben und werden ausgeschieden. Einige Parasiten befallen jedoch nicht nur den Darm, sondern können auch andere Organe angreifen.

Alle Parasiten tragen Toxine, Bakterien und Viren in sich. Beim Absterben von Parasiten außerhalb des Verdauungstraktes beginnt ein Verwesungsprozess im Körper, der ernsthafte Krankheiten auslösen kann. Enzyme, die durch eine gesunde Ernährung aufgenommen werden, können dabei helfen. Lebensmittel wie Papaya, Avocados, Ingwer, Bananen, Kiwis, Melonen, Sojasprossen, Äpfel und Sauerkraut enthalten viele dieser Enzyme.

Herkömmliche Bluttests reichen oft nicht aus, um Parasiten nachzuweisen. Spezielle Tests wie der In-vivo-Bluttest mit einem Elektronenmikroskop sind erforderlich, jedoch werden diese in der Regel nicht von Krankenkassen abgedeckt. Alternativ existieren Geräte wie das Synchrometer von Dr. Hulda Clark und das Quantum SCIO Diagnostik System von Bill Nelson, die eine umfassende Analyse von Parasiten und anderen Krankheitserregern ermöglichen.

Angesichts der Vielfalt und Schwere dieses parasitären Problems ist es schwer nachvollziehbar, warum nicht jede medizinische Einrichtung mit entsprechenden Diagnosegeräten ausgestattet ist. Es scheint, dass finanzielle Interessen oft eine längere, ineffektive Behandlung bevorzugen, anstatt den Patienten schnell zu heilen.

Es ist wichtig zu verstehen, dass Parasiten uns von Geburt bis zum Tod begleiten, und die Übertragung kann über Wasser, Nahrung, Haustiere, den Kontakt mit infizierten Menschen und sogar sexuelle Praktiken erfolgen. Hygiene spielt eine entscheidende Rolle bei der Prävention, und die Gefahr lauert überall, von öffentlichen Orten bis hin zu intimen Situationen. Daher ist es ratsam, sich der potenziellen Gefahren bewusst zu sein und geeignete Maßnahmen zur Vorbeugung zu ergreifen.

Hier sind einige Symptome eines parasitären Befalls:

Müdigkeit, Schlaflosigkeit, Einschlafprobleme, dunkle Augenringe, schlechtes Hautbild, Akne, Blähungen, Gewichtsverlust, Fieber, wiederholte Anfälle von Durchfall, Warzen, an den Ellenbogen und Fersen trockene Haut, Verstopfung, Juckreiz im Analbereich, juckende Nase, aufgeblähter Bauch, Zähneknirschen im Schlaf, Erweichung der Knochen und Zähne, Herz-Kreislauf-Probleme, Arthritis, Autoimmunerkrankungen, Aids, Krebs, Gedächtnisverlust, Depressionen, Hör und Sehverlust, Geistige Verwirrung, Bipolare Störungen, schlechte Lernfähigkeit, Schizophrenie, Inkontinenz, Alzheimer, Kolitis, Demenz, Unterleibsschmerzen, Rückenschmerzen, Multiple Sklerose, Laterale Sklerose, Morbus Crohn, Fibromyalgie, Unfruchtbarkeit, Schilddrüsenunterfunktion, Darmentzündungen, Reizdarm, Parkinson, Darm Durchlässigkeit, sexuelle Unlust, Blut im Stuhl und Nesselsucht.

Die Symptome ähneln Krankheiten, die auf den ersten Blick nichts mit Parasiten zu tun zu haben scheinen. Eine gründliche Befragung des Patienten und die genannten Tests, die bedauerlicherweise selten durchgeführt werden, sind notwendig, um solche Zusammenhänge zu erkennen.

Vielleicht hast du dich schon gewundert, warum deine Augen oft gerötet sind, tränen und du verschwommen oder doppelt siehst. Diese Symptome könnten auf Augenparasiten zurückzuführen sein. Warzen, plötzlich auftretende Hautschuppen, Juckreiz und Wunden sowie plötzlicher Haarausfall können auf Parasiten wie Kopfläuse, Filzläuse, Zecken und andere hindeuten, die sich auf der Haut oder der Kopfhaut ansiedeln.

Parasiten können auch in der Nase und im Gesicht vorkommen, unsichtbar und in der Haut nistend, Eier ablegend, sich vermehrend und Ursache für verschiedene Krankheiten. Ohrparasiten können Gleichgewichtsstörungen, Hörverlust und Ohrausfluss verursachen. Parasiten im Gehirn könnten Kopfschmerzen und schwerwiegendere Erkrankungen wie Gedächtnisverlust, Depressionen und Schizophrenie hervorrufen.

Auch die Schilddrüse, Lymphdrüsen, Mandeln, das Herz, Zwerchfell, Bronchien, Galle, Leber, Nieren, Prostata, Hoden, Nebennieren, Harnblase, Gebärmutter und Eierstöcke könnten von Parasiten betroffen sein und unterschiedlichste Symptome wie Schmerzen, Gewichtsveränderungen, Blut im Urin, Menstruationsprobleme und Unfruchtbarkeit auslösen. Parasiten im Muskelgewebe, Sehnen, Nerven, Knochen und Blut sind ebenso denkbar.

Wenn der Körper bereits mit Schwermetallen belastet ist, können schwere Krankheiten zusätzlich entstehen, was heutzutage schnell durch Nahrung, Wasser, Luft und Medikamente geschieht. Parasiten sind zudem in der Lage, das Verhalten ihrer Wirte zu manipulieren.

Tatsache ist, dass wir alle Parasiten in uns tragen, selbst wenn wir uns gesund fühlen. Ihr Abfallprodukte, Bakterien und Viren, die sie einschleusen, sind giftig für unseren Körper und können zahlreiche Krankheiten verursachen. Leider werden diese Krankheiten oft falsch behandelt, da die Ursache nicht ausreichend erforscht wird. Unser Gesundheitssystem ist auf Profit ausgerichtet und weniger darauf spezialisiert, die Menschen tatsächlich zu heilen.

Hier findest du ein Video mit Dr. Dietrich Klinghardt, in dem er über den Rope Parasit / Seilwurm - Die krankmachende Kreatur in deinem Bauch spricht.

Dr. Dietrich Klinghardt
Der Rope-Parasit / Seilwurm
Die krankmachende Kreatur
in deinem Bauch.

Anorganischer Schwefel

Anorganischer Schwefel spielt eine unverzichtbare Rolle für die Gesundheit des Darms. Ein deutlicher Unterschied zu organischem Schwefel zeigt sich in seiner Farbgebung. Anorganischer Schwefel ist gelb, während organischer Schwefel weiß ist. Die ersten Berichte über Schwefel reichen bis 500 vor Christus zurück, wo er bereits als Heilmittel gelobt wurde. Im frühen 20. Jahrhundert wurde seitens der Schulmedizin versucht, sämtliche Literatur über Schwefel zu eliminieren. Dies ist ein weiteres Beispiel dafür, dass wirksame Heilmittel, die kostengünstig sind, oft nicht akzeptiert werden, wenn sie nicht im Interesse der Pharmalobby liegen und die Menschen dadurch wieder gesund werden könnten. In den letzten Jahren hat die moderne Wissenschaft diese Vorurteile überwunden, und es wird vermehrt über die positiven Auswirkungen von Schwefel auf die menschliche Gesundheit geschrieben. Das Gute setzt sich letztendlich immer durch.

Dr. Karl Probst gehört zu den Ärzten, die Schwefel wieder in die Öffentlichkeit gebracht haben. Dr. Probst hat über Schwefel publiziert, insbesondere über eine Schwefelkur, auf die ich später eingehen werde. Anorganischer Schwefel hat eine entscheidende Eigenschaft, die für die Darmgesundheit von großer Bedeutung ist, nämlich die Neutralisierung freier Radikale und pathogener Keime.

Was bedeutet das? Alles, was wir essen und aufnehmen, passiert den Darm. Aufgrund von ungesunder Ernährung, belasteter Nahrung durch Schadstoffe, ungesundem Wasser, und der Einnahme von Medikamenten, die oft schädlich für unseren Körper sind, ist es leicht nachzuvollziehen, dass all dies unseren Darm belastet. In einem früheren Abschnitt habe ich bereits über Parasiten berichtet, die sich ebenfalls im Darm aufhalten und uns allmählich krank machen können. Ein Befall mit Parasiten ist ein ernst zu nehmendes Thema, das jeden von uns betrifft.

All diesen "Müll" sowie die Parasiten und Würmer müssen wir loswerden. Hierbei hilft uns eine Schwefelkur. Aus eigener Erfahrung kann ich nur jedem raten, eine solche Kur mindestens einmal im Jahr durchzuführen. Ich habe diese Kur über einen Zeitraum von 4 Monaten gemacht, bis ich frei von jeglichen "Tierchen" war. Schon während der Kur fühlt man sich besser und entwickelt ein ganz anderes Essverhalten. Durch diese Kur verschwinden die pathogenen Keime, und die Darmflora ist wieder intakt, was unglaublich wichtig für ein gut funktionierendes Immunsystem ist.

Durch die Einnahme von Schwefel entstehen verschiedene Stoffe, wie zum Beispiel Schwefelwasserstoff, der sehr unangenehm riecht. In den ersten Tagen der Kur sollte man keine Verabredungen planen, da Blähungen und der Stuhl intensiv und geruchsintensiv sein können. Die Frage, wie lange eine solche Kur dauern sollte, ist einfach zu beantworten: Sobald der Stuhl und die Blähungen nicht mehr riechen, kann man aufhören. Bei dem einen dauert das wenige Wochen, bei dem anderen viele Monate. Es ist wichtig, die Kur nicht vorzeitig abzubrechen.

Durch die Einnahme von Schwefel reinigen wir nicht nur unseren Darm, sondern stärken auch unser Immunsystem, sodass wir gut gegen Infektionen geschützt sind. Die Einnahme von Schwefel ist absolut unbedenklich und trägt zu unserer gesamten Gesundheit bei. Wenn unser Immunsystem nicht richtig funktioniert, sind wir anfällig für verschiedene Krankheiten, einschließlich Tumoren und Krebs. Diese Darmkur mit organischem Schwefel empfehle ich jedem, nicht nur denen, die unter Darmproblemen und häufigen Infektionen leiden.

Wie funktioniert die Kur? Bei der Schwefeleinnahme gibt es einen Unterschied zwischen Kindern und Erwachsenen. Kinder sollten einen halben Teelöffel vor den Mahlzeiten einnehmen, während Erwachsene einen ganzen Teelöffel vor den Mahlzeiten zu sich nehmen sollten. Das Ganze wird dann mit Wasser oder Tee nachgespült. Dreimal täglich vor den Mahlzeiten wird jeweils ein Teelöffel für Erwachsene und ein halber Teelöffel für Kinder eingenommen.

Anorganischer Schwefel ist im Internet frei verkäuflich. Möglicherweise findet man ihn auch in Apotheken, was ich nicht recherchiert habe. Die Kosten für eine Packung Anorganischen Schwefel, die sehr ergiebig ist, liegen bei etwa 10,00 €. Damit ist diese Kur eine wirklich kostengünstige Möglichkeit, den Darm zu reinigen und die Gesundheit sowie das Immunsystem wieder zu stabilisieren. Übrigens wird weltweit in Armeen Schwefel eingenommen, um die Gesundheit der Soldaten zu stabilisieren.

Da die Schwefelkur sehr heftige und vielfältige Symptome auslösen kann, kann ich jedem, der sie ohne Begleitung eines Gesundheitsexperten durchführen möchte, nur zu einer intensiven Vorbereitung raten. Ich habe hier 4 kurze Videos vorbereitet mit dem Titel: Darmsanierung - die Schwefelkur nach Dr. Karl J. Probst Teil 1 bis 4.

Darmsanierung mit anorganischem Schwefel nach Dr. Karl J. Probst
Teil 1
Vorbereitungen

Darmsanierung mit anorganischem Schwefel nach Dr. Karl J. Probst
Teil 2
Wirkung und Nebenwirkungen

Darmsanierung mit anorganischem Schwefel nach Dr. Karl J. Probst
Teil 3
Erfahrungen und Tipps

Darmsanierung mit anorganischem Schwefel nach Dr. Karl J. Probst
Teil 4
Abschließendes

Gereinigtes Petroleum G179

Petroleum G179 ist uns als Öl für verschiedene Zwecke bekannt. Über Jahrzehnte hinweg wurde es im Deutschen Arzneimittelbuch (DAB) als Heilmittel aufgeführt, bis es in den 1970er Jahren aus der Liste gestrichen und gleichzeitig als gefährlich eingestuft wurde. Möglicherweise ist Petroleum G179 dem einen oder anderen auch unter den Namen Steinöl, Schwarzes Gold, Bergöl, Blut des Berges oder Nahrung der Unsterblichen bekannt. All diese Bezeichnungen stehen für Erdöl, das bereits im Mittelalter für seine heilende Wirkung bekannt war.

Die Natur hat uns Petroleum G179 als Geschenk für unsere Gesundheit gegeben, da es ein Feind von Parasiten und Tumorzellen ist. Tumore, die durch den Befall von Parasiten im Körper entstehen, werden durch Petroleum G179, das alle schädlichen Zellen im Körper erreichen kann, vernichtet. Es bewirkt, dass Krebszellen austrocknen und infolgedessen absterben. Petroleum G179 ist ein wichtiges Heilmittel, das den Körper entgiftet, reinigt, regeneriert und schließlich heilt.

Die heilende Wirkung von Petroleum G179 wurde bekannt, als Arbeiter, die an Ölquellen arbeiteten und ständig dem Ölnebel ausgesetzt waren, sowie ihre ölverschmierten Hände in Kontakt mit dem Mund hatten, nicht krank wurden. Weder Krebs noch Tumore oder Metastasen traten bei diesen Arbeitern auf. Diese Beobachtung führte zu weiteren Forschungen, und schließlich kam man zu dem Ergebnis, dass die Arbeiter unbewusst täglich kleine Mengen Petroleum G179 aufgenommen hatten, was ihrer Gesundheit zugutekam. Petroleum G179 zählt zu den besten Naturheilmitteln mit nachweisbaren Erfolgen, jedoch wurde es von der Pharma gestrichen und als giftig deklariert. Mit Gesundheit kann man eben nicht reich werden.

Hier sind einige medizinische Eigenschaften von Petroleum G179:

- Es wirkt entgiftend.
- Es wirkt antibakteriell.
- Es wirkt antiviral.
- Es reinigt den Organismus.
- Es wirkt gegen Keime.
- Es vernichtet im Darm und im Blut Parasiten und Mikroben.
- Es vernichtet im Körper befindliche Würmer, Pilze, Trichomonaden, Plattwürmer und Parasiten.
- Es wirkt entzündungshemmend.
- Es stärkt das Immunsystem.
- Es wirkt schmerzlindernd.
- Es hilft gegen Schwäche.
- Es erhöht die körperliche Belastbarkeit.
- Es steigert die geistige Fähigkeit.
- Es wirkt vitalitätssteigernd.
- Es baut Spannungen ab.
- Es reinigt das Blut.

Es gibt verschiedene Kuren mit Petroleum G179, eine davon ist:

Nimm 6 Wochen lang jeden Tag auf nüchternen Magen einen Teelöffel gereinigtes Petroleum G179 zu dir. Viele Krankheiten werden dadurch erfolgreich bekämpft, und vor allem wird der Körper gereinigt und entgiftet. Die Einnahme von Petroleum G179 entzieht Krankheiten den Nährboden.

Einläufe zur Vertreibung von Parasiten nach Nikolai V. Gubarev (RU)

Die Vorgehensweise besteht darin, Parasiten bzw. Würmern eine therapeutische Mischung aus einem Sud von Eukalyptus, angereichert mit ätherischen Ölen der Eukalyptusblätter, auszusetzen. Die therapeutische Mischung, in einer Menge von 1 Liter bei einer Temperatur von 40 °C bis 42 °C, wird täglich über einen Zeitraum von 5-7 Tagen über Einläufe in den Darm eingeführt und verbleibt dort für 15-20 Minuten. Vor der Verabreichung der therapeutischen Mischung wird zunächst ein reinigender Einlauf durchgeführt. Das Verfahren zielt darauf ab, verschiedene Arten von Würmern zu vertreiben, während gleichzeitig toxische Auswirkungen auf den Körper vermieden werden sollen.

Die Zielerreichung erfolgt durch folgende Schritte:

- 30 g Eukalyptusblätter werden in 1 Liter kochendes Wasser gegeben und für 15 Minuten gekocht.
- Anschließend wird die Mischung in einem verschlossenen Behälter für 2-3 Stunden ziehen gelassen.
- Unmittelbar vor der Verabreichung in das Rektum werden der auf 40 °C bis 42 °C abgekühlten 1-Liter-Brühe 15 bis 30 Tropfen ätherisches Eukalyptusöl zugefügt.
- Vor der Einführung der therapeutischen Mischung in das Rektum erhält der Patient einen reinigenden Einlauf mit 2 Litern Wasser bei einer Temperatur von 20 °C bis 22 °C, um den Darm zu reinigen und optimale Bedingungen für die problemlose Verabreichung der therapeutischen Mischung zu schaffen.
- Anschließend wird die 1-Liter therapeutische Mischung, wie zuvor beschrieben, verabreicht.
- Die Einleitung der therapeutischen Mischung über Einlauf im Darm wird für 15-20 Minuten beibehalten.
- Dieses medizinische Verfahren wird täglich über einen Zeitraum von 5-7 Tagen durchgeführt, wobei vor jeder Anwendung der Darm mit einem Einlauf gereinigt wird.

Der Einlauf dient dazu, den Körper von Parasiten jeglicher Art zu befreien.

Frequenztechnologie - Kommunikation der Zellen

Nikola Tesla sagte: "Wenn du die Geheimnisse des Universums finden willst, denke in Begriffen wie Energie, Frequenz und Schwingung. Unser ganzes biologisches System, das Gehirn und die Erde selbst funktionieren auf denselben Frequenzen."

Die Welt der Frequenztechnologie

Die Frequenztechnologie, ein Bereich, der oft im Schatten der Mainstream-Wissenschaft steht, öffnet Türen zu faszinierenden Möglichkeiten der Selbstheilung. In diesem Kapitel möchte ich aufzeigen, wie Frequenzen in meinem Kampf gegen den Krebs eine entscheidende Rolle gespielt haben.

Wie funktioniert Frequenztechnologie?

Erinnerst du dich an Dr. McCoy aus Raumschiff Enterprise? Die Idee, Patienten zu scannen und mit Hilfe von Informationen oder Programmen wieder gesund zu machen, schien damals futuristisch. Heute, in einer Zeit, in der Wissenschaftler Photonen teleportieren können, ist dies längst Realität. Durch den gezielten Einsatz von Frequenzen können wir unseren Körper in einen positiven Zustand versetzen. Heilversprechen sind zwar offiziell verboten, dennoch gibt es für jeden Lebensbereich Frequenzen, die eine Verbesserung versprechen.

Ich selbst habe mit auf dem Markt erhältlichen Frequenz-geräten experimentiert und erhebliche Vorteile festgestellt. Während meiner Krebserkrankung wurde ich von einem Therapeuten mit einem russischen Gerät behandelt, das ursprünglich für die medizinische Versorgung in der Raumfahrt entwickelt wurde. Dieses bioenergetische Ver-fahren ermöglichte eine umfassende Beurteilung meines körperlichen und energetischen Gesundheitszustandes. In-nerhalb weniger Minuten wurden Schwingungsmuster bis auf Chromosomenebene erfasst.

Heute gibt es bereits Geräte für den Hausgebrauch. Inter-essierte können mir eine E-Mail mit dem Betreff "Fre-quenzgeräte" senden, um weitere Informationen zu erhal-ten.

Schlüssel zum Universum - Frequenz 369

Nikola Tesla betonte die Bedeutung der Zahlen 3, 6 und 9 und sagte, dass man mit ihrer Kenntnis den Schlüssel zum Universum in der Hand halte. Die Frequenz 369 gilt als Schlüssel zum Universum und birgt das Potenzial für tief-greifende Veränderungen.

Heilfrequenzen und Solfeggio Frequenzen

Unter den zahlreichen Arten von Frequenzen finden sich auch solche, die als Heilfrequenzen bekannt sind. Die Sol-feggio Frequenzen sind dabei von besonderer Bedeutung. Diese speziellen Frequenzen sollen positive Veränderun-gen auf zellulärer Ebene bewirken.

Die medizinische Revolution von Dr. Rife

Dr. Rife, einer der Pioniere der Frequenztherapie, erzielte bahnbrechende Erfolge. Seine Erkenntnisse ermöglichen heute den Einsatz von Frequenzen in der Therapie. Seine Forschungen zeigten, dass Resonanzfrequenzen Körper und Geist beeinflussen können. Im Jahr 1934 behandelte er sechzehn Krebspatienten, von denen laut einer neutralen Kontrollgruppe 14 vollständig geheilt wurden. Doch Dr. Rifes Vermächtnis wurde von Turbulenzen überschattet - Laboratorien brannten ab, Mitarbeiter starben unter mysteriösen Umständen und Dr. Rife selbst kam auf tragische Weise ums Leben.

Heilende Frequenzen und ihre Bedeutung

Alles ist Energie und die Welt, die wir sehen und erleben, wird von unseren Gedanken und Frequenzen beeinflusst. Die Bedeutung von Heilfrequenzen in der modernen Medizin ist eine faszinierende Reise, die uns tiefer in das Verständnis der Zusammenhänge zwischen Schwingungen und Gesundheit führt.

Fazit:

Frequenztechnologie, einst als Randthema betrachtet, erweist sich zunehmend als Schlüssel zu neuen Heilungsansätzen. Durch die Verschmelzung von Wissenschaft und Erfahrung können wir potenziell transformative Wege beschreiten, um Körper, Geist und Seele in Einklang zu bringen.

Hier kannst du mir schreiben, wenn du ein Gerät für zu Hause suchst. Ich werde dir so schnell wie möglich antworten.

Wege jenseits der Schulmedizin
Es gibt Alternativen im Kampf gegen Krebs - man muss nur wissen wie! Bei Bedarf zeige ich dir meinen Weg, mit dem ich meine dreifache Krebserkrankung erfolgreich besiegt habe.

Durch Erdung und Barfußgehen Heilung erlangen

Durch das bewusste Praktizieren von Erdung und Barfußgehen kann man zu einem Zustand der Heilung gelangen. Barfußgehen ist nicht nur ein angenehmes Gefühl, sondern es bietet auch zahlreiche gesundheitliche Vorteile.

Beim Barfußgehen tauchen wir direkt in die Energiequelle unserer Erde ein, die uns mit neuer Vitalität auflädt. Diese Erdenergie stärkt und aktiviert unsere körpereigenen Selbstheilungskräfte.

In der heutigen hochtechnologischen Welt ist das alte Wissen über die Erdung oft in den Hintergrund gerückt. Doch dieses traditionelle Wissen ist von unschätzbarem Wert und wir sollten es wiederentdecken. Erdung war schon immer ein Teil der natürlichen Heilung.

Unsere moderne Lebensweise mit belasteten Nahrungsmitteln, verschmutzter Luft und verunreinigtem Wasser macht es schwierig, Heilung zu erfahren. Wenn wir uns dann auch noch von der Natur isolieren, indem wir uns in Häuser einschließen, uns vor der Sonne schützen und unsere Füße nie den Boden berühren lassen, geben wir der Heilung kaum eine Chance.

Durch die Erdung entsteht eine direkte Verbindung zur elektrischen Energie der Erde, was sich positiv auf unser körperliches Wohlbefinden auswirkt. Diese Verbindung kann durch das Barfußlaufen auf Gras oder am Strand hergestellt werden, aber auch durch technische Hilfsmittel.

Die Erdoberfläche ist reich an negativ geladenen Ionen, die in der Lage sind, positive Ladungen im Körper zu reduzieren, wie zum Beispiel freie Radikale, die Entzündungen verursachen können.

Barfußgehen hat viele medizinische Vorteile, darunter entzündungshemmende Wirkung, Unterstützung bei der Krebsbekämpfung, Hilfe bei Diabetes Typ 2, Schmerzlinderung, Verbesserung des Schlafs, Steigerung der Energie, Stärkung des Immunsystems, Stressabbau und Förderung der Herz-Kreislauf-Gesundheit sowie Linderung von Magen- und Darmbeschwerden.

Clint Ober und sein Team haben intensiv erforscht, warum sich Barfußgehen für viele Menschen so angenehm anfühlt. Sie haben festgestellt, dass der direkte Hautkontakt mit der Erde der Schlüssel zur Erdung ist und dass dies mit Elektrizität zusammenhängt.

Die moderne Zeit hat uns zunehmend von der direkten Verbindung zur Erde durch die Verwendung verschiedener Schuhmaterialien isoliert. Die Folge sind Krankheiten, die sowohl unseren Körper als auch unsere Seele belasten.

Die Forschung im Bereich der Erdung, auch bekannt als Earthing oder Grounding, hat gezeigt, dass die Erde selbst ein elektrisches System ist, das eine wichtige Rolle für unser Wohlbefinden spielt. Indem wir uns mit der Erde verbinden, können wir unseren Körper mit negativen Ladungen aufladen und so den natürlichen Heilungsprozess unterstützen.

Die Verbindung zu "Mutter Erde" kann eine Vielzahl von gesundheitlichen Problemen lindern und uns zu einem Zustand der Harmonie und des Gleichgewichts zurückführen.

Durch den täglichen Kontakt mit der Erde können wir unsere körperliche und geistige Gesundheit verbessern und uns mit der natürlichen Energie der Erde verbinden.

Hier ein Link zu einem Kurzfilm mit dem Titel:

Erdung - Kurzfilm

Der wissenschaftlich angehauchte Kurzfilm "Die Erdung" beleuchtet die Bedeutung der Erdung und ihre möglichen

Auswirkungen auf die menschliche Gesundheit. Er zeigt, wie die Protagonisten forschen und entdecken, dass Barfußlaufen oder der direkte Kontakt mit der Erde bestimmte physiologische Funktionen fördern kann.

Erdung – Kurzfilm
Der wissenschaftlich angehauchte Kurzfilm "Die Erdung" beleuchtet die Relevanz der Erdung und ihre potenziellen Auswirkungen auf die menschliche Gesundheit.

Waldbaden ist wie Medizin

Das Waldbaden, auch bekannt als Shinrin-Yoku, wird oft als Medizin für Körper und Geist betrachtet. Es ist eine einfache und dennoch wirksame Naturtherapie, die aus Japan stammt und mittlerweile wissenschaftlich anerkannt ist. In einer Zeit, in der immer mehr Menschen unter Stress, Depressionen, Burnout und anderen stressbedingten Krankheiten leiden, bietet das Waldbaden eine natürliche und kostengünstige Möglichkeit, um Ruhe zu finden und sich zu erholen.

Beim Waldbaden geht es darum, bewusst Zeit in einem Waldgebiet zu verbringen, die Natur zu erleben und sich mit der Umgebung zu verbinden. Dies kann durch einfaches Spazierengehen, das Umarmen von Bäumen, das Sitzen unter einem Baum oder das bewusste Wahrnehmen der Waldgeräusche geschehen. Die positiven Auswirkungen des Waldbadens auf die Gesundheit sind vielfältig und reichen von der Stärkung des Immunsystems über die Reduzierung von Stress und Angstzuständen bis hin zur Verbesserung der kognitiven Funktionen.

Einige medizinische Vorteile des Waldbadens umfassen die Steigerung der Immunabwehr, die Entspannung der Hirnaktivität, die Senkung der Pulsfrequenz und des Blutdrucks sowie die Reduzierung von Angstzuständen. Die Natur des Waldes bietet eine einzigartige Umgebung, die dazu einlädt, loszulassen, zur Ruhe zu kommen und neue Energie zu tanken.

Es gibt verschiedene Möglichkeiten, das Waldbaden zu praktizieren, und es ist wichtig, herauszufinden, was für jeden Einzelnen am besten funktioniert. Ob man einfach spazieren geht, Yoga praktiziert, meditiert oder sich einfach nur hinsetzt und die Natur genießt, das Ziel ist es, sich bewusst auf die Umgebung einzulassen und die heilende Kraft des Waldes zu erleben. Durch regelmäßiges Waldbaden kann man nicht nur seine körperliche und geistige Gesundheit verbessern, sondern auch eine tiefere Verbindung zur Natur entwickeln und Dankbarkeit für die Schönheit und Vitalität des Waldes empfinden.

Hier findest du einen Link zu einem Video auf YouTube: Anleitung zum Waldbaden - NATUR VERSTEHEN mit Laura

**Anleitung zum Waldbaden -
NATUR VERSTEHEN mit Laura**
Erfahre von Laura, was genau in unserem
Körper vorgeht und wie wir die wunderbaren
Botenstoffe der Baumriesen am besten auf
uns wirken lassen sollten. Viel Spaß!

Stärkung der Selbstheilungskräfte durch Meditation, autogenes Training oder durch Kontakt zu Gott.

Ein besonders wichtiges Kapitel möchte ich hier hervorheben: Die Stärkung der Selbstheilungskräfte durch verschiedene Methoden wie Meditation, autogenes Training und den Kontakt zu Gott.

Ich möchte hier keine Predigt halten, sondern dieses existentielle Thema ansprechen, weil es für die Genesung entscheidend ist. Ein Zitat, dessen Autor unbekannt ist, bringt dies auf den Punkt: „In der Ruhe liegt die Kraft." Nur aus der Ruhe heraus kann man seinen Körper wieder in den Griff bekommen und die Selbstheilungskräfte aktivieren. Daher empfehle ich jedem, einen Weg in die Stille zu finden. Ich persönlich praktiziere täglich Meditation, als Student habe ich autogenes Training ausgeübt, und heute gehe ich jeden Tag mit meiner lieben Frau in eine kleine Kapelle zum Gebet. Diese tägliche Zeit möchte ich nicht mehr missen. Die Wirkung von Gebeten habe ich in einem anderen Kapitel ausführlich beschrieben.

Ein paar Worte zum Sinn der Meditation: Das Ziel der Meditation ist es, den Geist in einen Zustand reiner innerer Stille zu versetzen. Durch die Veränderung der Gehirnfrequenz kommt man zur Ruhe und kann sein gesamtes Bewusstsein ausschalten, um Sorgen und Ängste hinter sich zu lassen.

Meditation hat mir das gegeben, was ich benötigte: den Schlüssel zu meiner inneren Schatzkammer. Dort ruhte mein innerer Arzt, den ich wecken und um Hilfe bitten konnte. Auch viele Jahre nachdem ich die Meditation aufgrund meiner Krankheit erlernt habe, ist sie zu einem festen Bestandteil meines morgendlichen Rituals geworden. Es erfüllt mich mit Glück und Zufriedenheit, wenn ich während der Meditation in Trance zwischen den Welten wandeln darf und in eine unbeschreibliche Welt eintauche, in der alles miteinander verbunden ist. Ich fühle mich frei wie ein Vogel am Himmel. Dieses Glücksgefühl wünsche ich jedem, der diese Zeilen liest.

Meine Empfehlung bleibt unverändert: Finde den Weg in die Stille – es wird deinem Leben eine neue Dimension verleihen.

Affirmationen

An dieser Stelle möchte ich ein weiteres Kapitel hervorheben, das einen großen Einfluss auf meinen Heilungsweg hatte: Affirmationen.

Aber was sind Affirmationen? Affirmationen sind einfache, positiv formulierte Aussagen, die über einen längeren Zeitraum regelmäßig wiederholt werden, um ein bestimmtes Ziel zu erreichen. Durch die bewusste Annahme einer schweren Krankheit und das Erzeugen positiver Gedanken können wir positive Glaubenssätze in unser Leben bringen. Die etablierte Wissenschaft bestätigt mittlerweile, dass Gedanken nachweislich unsere Gefühle beeinflussen und somit unser Handeln steuern.

Gedanken entstehen nicht von selbst; sie müssen formuliert werden. Daher appelliere ich an dich, aktiv zu werden, positiv zu denken und positive Affirmationen zu wählen. Wiederhole sie regelmäßig, bis dein Inneres darauf reagiert. Sobald Gedanken formuliert sind, dringen sie in unser Bewusstsein ein und können Realität werden. Das geflügelte Wort "Glaube kann Berge versetzen" drückt aus, dass alles möglich ist, wenn man nur fest genug daran glaubt.

Glaube daran, und du wirst Berge versetzen. Formuliere deine Affirmationen und konditioniere dein Bewusstsein. Vor 10 Jahren habe ich mein neues Leben mit diesen Affirmationen begonnen:

- Ich bin gesund.

- Ich erfreue mich bester Gesundheit.
- Voller Energie verfolge ich meine Ziele.
- Ich setze meine Vorhaben konsequent in die Tat um.
- Mit Disziplin und Fleiß erreiche ich alle meine Ziele.
- Jeder Zelle meines Körpers geht es gut.
- Ich achte auf meine Gesundheit.
- Ich esse nur, wenn ich Hunger habe.
- Wenn ich durstig bin, bemerke ich es sofort.
- Ich trinke immer genug Wasser.
- Ich achte auf meine Ernährung.
- Ich ernähre mich ausgewogen und gesund.
- Ich bemerke die Signale meines Körpers und erkenne, was gut für mich ist.
- Mir geht es mit jedem Tag in jeder Hinsicht besser und besser.
- Mein Blut regeneriert sich immer besser.
- Ich führe ein gesundes Leben.
- Ich habe ein langes, gutes, gesundes und glückliches Leben.
- Ich achte auf gesunde und frische Luft.
- Mit jedem Atemzug befreit sich mein Körper und wird gesund und heil.
- Mein Körper entspannt sich.
- Ich bin motiviert und diszipliniert.
- Ich arbeite kontinuierlich an mir selbst und meinen Zielen.

- Ich erreiche alle meine Ziele.
- Ich arbeite jeden Tag 24 Stunden daran, meine Ziele zu verwirklichen (auch im Schlaf!).
- Ich gehe gerne spazieren.
- Mein Körper ist mein Tempel.
- Ich bin fit und gesund.
- Ich koche gerne frisch und gesund.
- Ich liebe frische und gesunde Lebensmittel.
- Ich esse immer mehr Obst und Gemüse.

Diese Affirmationen wiederholte ich damals gebetsmühlenartig mehrmals am Tag, je nach Lust und Laune. Ich hatte alle Affirmationen auf Kärtchen geschrieben und immer wieder hervorgeholt. Die oberste Karte betrachtete ich, las den Satz, schloss die Augen, atmete tief ein und wiederholte den Satz mit Liebe und Hingabe. Diese Praxis hat mir geholfen – ich lebe noch und bin zu einem ganz neuen Menschen geworden, der nicht mehr mit der Person vergleichbar ist, die ich einmal war.

Thermalquelle für zu Hause – Ein weiterer Schlüssel zur ganzheitlichen Heilung

Die heilende Wirkung von Thermalwasser ist zweifellos eine wertvolle Ressource für unser Wohlbefinden. Eine bahnbrechende Studie der Medizinischen Universität Graz bestätigt, dass Thermalwasser nicht nur entspannend auf Körper und Geist wirkt, sondern auch das "Stresshormon" Cortisol unterdrückt.

Diese Erkenntnis unterstreicht die positiven Auswirkungen auf unsere Gesundheit.

Nach einem persönlichen Kampf gegen den Krebs habe ich tiefe Einblicke in die Bedeutung ganzheitlicher Heilung gewonnen. Die Integration von Thermalwasser in meinen Lebensstil hat sich als eine entscheidende Komponente herausgestellt. Daher möchte ich einen neuen Ansatz vorstellen – das innovative Home Spa System aus Japan.

Dieses exklusive System ermöglicht es, das heimische Badezimmer in eine natürliche Spa-Oase mit Thermalquelle zu verwandeln. Es generiert einen kontinuierlichen Strom von gesundem, ionisiertem Mineralwasser. Dabei werden nicht nur Chlor und andere schädliche Substanzen aus dem Leitungswasser entfernt, sondern es wird auch mit feuchtigkeitsspendenden Mineralien angereichert, die besonders förderlich für Haut und Haare sind.

Das durch das System erzeugte Mineral-Ionenwasser enthält eine einzigartige Mischung natürlicher Inhaltsstoffe und Mineralien aus heißen Quellen. Dies verleiht einem das Gefühl, sich inmitten einer beruhigenden Thermalquelle zu befinden. Die wohltuende Wirkung dieses Mineral-Ionenwassers ist nicht nur spürbar, sondern auch ein Geschenk für die Sinne.

Entspannen und genießen – all das in den eigenen vier Wänden. Dieses Home Spa System ermöglicht es, die heilenden Kräfte der Natur direkt ins Zuhause zu holen. Für mich wurde es zu einem integralen Bestandteil meines ganzheitlichen Ansatzes zur Heilung.

Für alle Interessierten biete ich gerne meine Unterstützung bei der Beschaffung dieses einzigartigen Produktes aus Japan an. Schreibe mir einfach, und ich werde so schnell wie möglich antworten. Gemeinsam können wir Wege finden, wie diese transformative Technologie auch deinen Weg zu ganzheitlicher Gesundheit bereichern kann.

Wege jenseits der Schulmedizin

Es gibt Alternativen im Kampf gegen Krebs - man muss nur wissen wie! Bei Bedarf zeige ich dir meinen Weg, mit dem ich meine dreifache Krebserkrankung erfolgreich besiegt habe.

Schutz durch Impfung

B eim Thema Impfen scheiden sich die Geister. Die einen streben nach einem möglichst umfassenden Impfschutz und sehen keine Gefahr darin, sich Stoffe spritzen zu lassen, auf die der Körper reagieren muss. Diese Gruppe von Menschen macht sich keine Gedanken über mögliche Risiken und Gefahren, die von dem Serum ausgehen können, mit dem geimpft wird.

Dann gibt es die so genannten Impfgegner, zu denen ich mich zähle. Die Angst, mir etwas Unbekanntes in den Körper spritzen zu lassen, hat sich durch meine Krebserfahrung tief verankert.

Ich möchte in diesem Kapitel keineswegs vorschreiben, was „richtig" oder „falsch" ist. Jede Entscheidung sollte, wie im Leben generell, von individuellen Faktoren abhängig gemacht werden, bis man den Weg gefunden hat, der für einen selbst der richtige ist. Während der Corona-Pandemie haben sich viele Studenten impfen lassen, weil sie sonst ihr Studium nicht hätten beenden können.

Entsprechend meiner DNA habe ich es nie im Leben zugelassen, dass mich jemand gegen meinen Willen zu etwas zwingt, von dem ich nicht hundertprozentig überzeugt bin, und so wurde ich zum passiven Impfgegner.

Seit Januar 2020, als die erste Corona-Welle über unseren Planeten schwappte, beobachteten und analysierten meine Frau Inas und ich sehr intensiv das weltweite Geschehen. Heute, 4 Jahre später, kann ich sagen, dass ich viele Menschen kenne oder kennengelernt habe, die es definitiv nicht bereuen, sich nicht gegen Corona impfen lassen zu haben. Alle diese Personen sind gesund und unbeschadet durch die einzelnen Corona-Wellen gekommen.

Umgekehrt kenne ich einige Menschen, soweit sie noch am Leben sind, die es zutiefst bereut haben, sich impfen zu lassen.

Ein befreundetes Paar von uns arbeitet in einem Krankenhaus, in dem sehr viele Long-Covid-Patienten stationär behandelt werden. Die beiden haben uns berichtet, dass fast alle Patienten mit dieser Krankheit 3 oder 4 Impfungen erhalten haben.

Wir sind erschrocken über die Meldungen, die wir über den rasanten Anstieg der Krebserkrankungen weltweit lesen. Die Pathologin Dr. Krueger sagte dazu: *„Kurz nach der Covid-Impfung explodiert das Krebswachstum"*.

Da sich in unserer Gesellschaft eine Mauer des Schweigens gebildet hat, werde ich an dieser Stelle nicht weiter über die verschiedenen signifikanten Veränderungen in den Statistiken unserer Welt schreiben.

Ich möchte an alle appellieren, die sich haben impfen lassen, sich BITTE über das Spike-Protein und andere sich rasant ausbreitende Nebenwirkungen zu informieren, solange es noch geht.

Mittlerweile gibt es Produkte auf dem Markt wie Nattokinase und das stärkste Antioxidans: Astaxanthin, die Betroffenen helfen können.

Die Kraft des Gebetes

Dr. med. Alexis Carrel sagte: *„Das Gebet ist die stärkste Form von Energie, die erzeugt werden kann".* Bevor ich tiefer auf das Thema des Gebetes eingehe, möchte ich betonen, dass meine Überzeugungen von persönlichen Erfahrungen und Reflexionen geprägt sind. Ich glaube an einen Schöpfer des Universums, der losgelöst von institutionellen Religionsgemeinschaften existiert.

Die klassischen Kirchen, insbesondere der Vatikan, verfügen über beträchtlichen Reichtum. Dieser Besitz könnte dazu verwendet werden, weltweite Probleme wie Hunger und Kriege zu bekämpfen. Leider neigen Institutionen oft dazu, den Selbsterhalt und Machterhalt in den Vordergrund zu stellen, anstatt bedingungslos zu geben.

Nun zurück zum eigentlichen Thema, der Kraft des Gebetes. Bei der Recherche zu diesem Thema stößt man auf unterschiedliche Meinungen und Ansichten. Wie immer gibt es Befürworter und Gegner, daher ist es wichtig, stets selbst zu denken.

1988 führte der Kardiologe Dr. Randolph Byrd aus San Francisco eine Studie mit 393 Herzkranken durch. Die Patienten wurden in zwei Gruppen unterteilt, wobei für die eine Gruppe gebetet wurde und die andere als Kontrollgruppe diente. Die Ergebnisse zeigten, dass diejenigen, für die gebetet wurde, seltener Herzversagen erlitten und weniger medizinische Interventionen benötigten.

Ähnliche positive Auswirkungen des Gebets wurden auch bei Studien zu Rheumapatienten und AIDS-Patienten beobachtet. Eine Forschungsgruppe der Columbia-Universität in New York berichtete sogar von verbesserten Fruchtbarkeitsraten bei Frauen mit unerfülltem Kinderwunsch, nachdem für sie gebetet wurde.

Ein bemerkenswerter Bericht stammt von Dr. Kwang Cha in Korea, der herausfand, dass Frauen, für die gebetet wurde, fast doppelt so oft schwanger wurden wie die Kontrollgruppe bei einer künstlichen Befruchtung.

Die Bibel selbst weist in Jakobus 5,16 darauf hin: "Bekenne einer dem andern seine Sünden und betet füreinander, dass ihr gesund werdet. Des Gerechten Gebet vermag viel, wenn es ernstlich ist."

Ein ehemaliger Atheist, Dr. Stovell aus Amerika, berichtete von einer lebensverändernden Erfahrung während einer wissenschaftlichen Untersuchung. Seine Erkenntnisse deuten darauf hin, dass das Gehirn einer sterbenden Frau, die im Glauben an Gott lebte, eine Kraft entwickelte, die 55 Mal stärker war als die Leistung einer weltweiten Rundfunkbotschaft. Seine Erfahrung führte ihn dazu, an Jesus Christus als seinen persönlichen Erlöser zu glauben. Dieser Bericht zeigt, dass es eine positive Kraft des Glaubens gibt, die spürbare Auswirkungen auf das menschliche Leben haben kann.

Die Wissenschaft und persönliche Erfahrungen legen nahe, dass das Gebet eine transformative Kraft hat. Ob man an Gott glaubt oder nicht, bleibt eine individuelle Entscheidung. Die Ergebnisse zeigen jedoch, dass die Kraft des Gebetes nicht ignoriert werden sollte. Das Gebet, wenn es ernsthaft und aufrichtig ist, kann eine Quelle der Hoffnung und Heilung sein.

Ich möchte abschließend dazu ermutigen, selbst zu denken und die Werke Gottes in der Welt zu betrachten. Jeder kann seinen eigenen Weg finden, um mit dem Göttlichen in Kontakt zu treten, sei es durch Gebet, Meditation oder andere spirituelle Praktiken. In der Offenheit für diese Erfahrungen liegt möglicherweise der Schlüssel zu innerer Heilung und einem tieferen Verständnis des Lebens.

Hier noch der Bericht von Dr. Stovell aus Amerika, der im "Fellowship Magazine" veröffentlicht wurde:

"Ich war ein zynischer Atheist, der glaubte, dass Gott nur eine Projektion der menschlichen Vorstellungskraft sei. Ich war nicht in der Lage, an ein lebendiges göttliches Wesen zu glauben, das alle Menschen liebt und Macht über uns hat.

Eines Tages arbeitete ich in einem größeren Labor einer Klinik. Ich wurde mit der Aufgabe betraut, die Wellenlänge und Stärke der Strahlung des menschlichen Gehirns zu messen. Ich erklärte mich bereit, mit meinen Mitarbeitern ein heikles Experiment zu unternehmen. Wir wollten untersuchen, was im menschlichen Gehirn beim Übergang vom Leben zum Tod geschieht. Zu diesem Zweck hatten wir eine Frau ausgewählt, die an einem tödlichen Gehirntumor litt. Seelisch und geistig war sie völlig normal und allgemein für ihre liebevolle, fröhliche Art bekannt. Körperlich befand sie sich jedoch in einem sehr schlechten Zustand. Wir wussten, dass sie im Begriff war zu sterben, und sie wusste es auch.

Wir waren informiert worden, dass es sich um eine Frau handelte, die im Glauben an Jesus Christus als ihren persönlichen Erlöser gelebt hatte. Kurz vor ihrem Tod brachten wir ein hochempfindliches Aufnahmegerät in ihrem Zimmer an. Dieses Gerät sollte aufzeigen, was in den letzten Momenten ihres Lebens in ihrem Gehirn vor sich gehen würde. Über dem Bett brachten wir zusätzlich ein winziges Mikrofon an, damit wir hören konnten, was sie sagte, sollte sie vor ihrem Tod noch etwas sagen.

Ein überwältigendes Erlebnis.

Währenddessen gingen wir in die angrenzende Seitenkammer. Wir wählten fünf Klangforscher aus, von denen ich wohl der Gemäßigte und Hartherzige war. Gespannt standen wir vor unseren Instrumenten und warteten. Der Indikator stand auf "Null" und konnte sich bei positiver Registrierung bis zu 500 Grad nach rechts und bei negativer Registrierung bis zu 500 Grad nach links bewegen. Nicht lange zuvor hatten wir mithilfe desselben Geräts die Leistung einer Rundfunkstation gemessen, die ein 50 Kilowatt starkes Programm in den Äther sendete. Es handelte sich um eine Nachricht, die um die ganze Welt getragen werden konnte. Bei diesem Test stellten wir eine positive Anzeige von neun Grad fest.

Die letzten Momente der sterbenden Frau schienen gekommen zu sein. Plötzlich hörten wir sie beten und Gott loben. Sie flehte Gott an, all denen zu vergeben, die ihr in ihrem Leben unrecht getan hatten. Dann brachte sie ihren Glauben an Gott voll und ganz zum Ausdruck, indem sie sagte: "Ich weiß, dass Du die einzige verlässliche Quelle der Kraft für alle Deine Geschöpfe bist und bleiben wirst." Sie dankte ihm für seine Kraft, mit der er sie ihr ganzes Leben lang unterstützt hatte, und für die Gewissheit, dass sie zu Jesus gehörte. Sie verkündete ihm, dass ihre Liebe zu ihm trotz all ihrer Leiden nicht abgenommen habe.

Im Gedenken an die Vergebung ihrer Sünden durch das Blut Jesu Christi verrieten ihre Worte eine unbeschreibliche Glückseligkeit. Schließlich jubelte sie in der Freude und dem Wissen, dass sie ihren Erlöser bald sehen würde. Tief ergriffen standen wir um unsere Instrumente herum. Wir hatten schon vergessen, was wir eigentlich erforschen wollten. Wir blickten uns an und schämten uns unserer Tränen nicht. Ich war so ergriffen von dem, was ich gehört hatte, dass ich weinen musste, wie ich es seit meiner Kindheit nicht mehr getan hatte.

Plötzlich, während die Frau weiter betete, hörten wir ein Klicken aus unseren Instrumenten. Bei einem Blick auf die Instrumente stellten wir fest, dass der Indikator 500 Grad positiv war und ständig gegen die Begrenzung schlug. Die Strahlungsenergie muss die Skala unserer Instrumente überschritten haben. Nur der kleine Begrenzungsstift verhinderte, dass der Indikator höher stieg.

Unsere Gedanken überschlugen sich. Wir hatten nun mithilfe eines technischen Gutachtens eine ungeheure Entdeckung gemacht: Das Gehirn einer sterbenden Frau, die in Kontakt mit Gott stand, entwickelte eine Kraft, die 55 Mal stärker war als die Leistung der weltweiten Rundfunkbotschaft. (Hier wird man an die Aussage des Nobelpreisträgers Dr. Alexis Carrel erinnert dass "das Gebet die stärkste Form der generativen Energie ist")

Um unsere Untersuchung fortzusetzen, schlossen wir uns wieder zu einem neuen Experiment zusammen. Diesmal wählten wir einen fast wahnsinnigen Mann. Nachdem wir unsere Instrumente wieder eingestellt hatten, baten wir die Krankenschwester, den Patienten auf irgendeine Weise zu reizen. Der Mann reagierte mit Beleidigungen und Flüchen. Als ob das noch nicht genügte, beschimpfte er den Namen Gottes in blasphemischer Weise. Wieder begannen unsere Instrumente zu klicken. Unsere Augen starrten gespannt auf die Waage. Wie schockiert waren wir, als wir feststellten, dass der Zeiger auf 500 Grad negativ stand und gegen den Begrenzungsstift gedrückt worden war! Wir hatten das Ziel unserer Entdeckung erreicht.

Durch instrumentelle Messungen hatten wir festgestellt, was im menschlichen Gehirn passiert, wenn man eines der zehn Gebote übertritt. Es war uns gelungen, die positive Kraft Gottes und die negative Kraft des Bösen wissenschaftlich zweifelsfrei zu beweisen. Sehr bald wurde uns klar, dass ein Mensch, der nach den göttlichen Gesetzen lebt und in Kontakt mit Gott steht, die Kraft Gottes ausstrahlt. Wenn man jedoch Gottes Gebot "Du sollst nicht ..." ignoriert, entsteht eine negative Ausstrahlung, nämlich die satanische Kraft.

In diesem Moment begann meine atheistische Lebens-philosophie zu bröckeln. Der Gedanke überkam mich: "Könnte es nicht doch einen Gott geben, der in der Lage ist, die im Gebet an ihn gerichtete Botschaft zu empfangen? Die Torheit meines Unglaubens wurde mir immer deutlicher. Da ich ehrlich zu mir selbst sein wollte, konnte ich mich der durchdringenden Wahrheit nicht verschließen. So wurde ich ein glücklicher Jünger Jesu und lernte an Jesus Christus als meinen persönlichen Erlöser zu glauben. Heute weiß ich, dass der Heiligenschein, den die Künstler oft um das Haupt Jesu gemalt haben, keine künstlerische Einbildung ist, sondern göttliche Wirklichkeit.

Was für eine befreiende Kraft ging von Jesus aus und tut es noch heute! Dieselbe Kraft sollte sich im Leben der Erlösten offenbaren, denn Jesus sagte: "Ihr werdet Kraft empfangen, nachdem der Heilige Geist auf euch gekommen ist, und ihr werdet meine Zeugen sein. (Apostelgeschichte

1,8.) Wie sehr brauchen wir alle diese Kraft Gottes im Kampf gegen die Mächte der Finsternis.

Als ehemaliger Atheist danke ich Gott, dass er mich mit seinem Geist und seiner Kraft erfüllt hat."

Ich persönlich weiß, dass es Gott, den Schöpfer des Universums, gibt, der mich durch meine Krankheit geführt und mir ein neues Leben geschenkt hat. Das ist der wahre Grund, warum der Krebs das Beste war, was mir in meinem Leben passiert ist.

Mein persönlicher Weg

Alles, was ich in diesem Buch zusammengetragen habe, sind meine persönlichen Erfahrungen oder Entscheidungen im Zusammenhang mit meiner Lebensgeschichte. Das Buch und sein Inhalt spiegeln meinen individuellen Weg wider und sind keine allgemeine Anleitung für jeden Fall.

An dieser Stelle möchte ich noch einmal ausdrücklich darauf hinweisen, dass ich keine medizinischen Ratschläge geben kann und darf. Es ist immer ratsam, sich vor der Anwendung alternativer Therapieansätze mit qualifizierten Angehörigen der Heilberufe zu beraten.

Für mich persönlich habe ich entschieden, dass ich selbstbestimmt sterben möchte, trotz aller Konsequenzen.

Es ist selbstverständlich, dass jeder nach Alternativen sucht. Ich halte es aber für wichtig, gerade wenn man mit einer schweren Krankheit wie Krebs konfrontiert ist, die eigene Entscheidung mit Fachleuten zu besprechen. Ziel ist es, sicherzustellen, dass die gewählten Ansätze sicher und wirksam sind und nicht mit konventionellen Behandlungen interferieren.

Es ist ratsam, solche Ansätze mit einem Arzt oder Onkologen zu besprechen, um sicherzustellen, dass sie geeignet und nicht schädlich sind. Ebenso sollten Ernährungsumstellungen und andere Empfehlungen individuell auf den Gesundheitszustand, die Krankengeschichte und die persönlichen Bedürfnisse abgestimmt werden.

Es ist wichtig, dass Menschen, die alternative Ansätze in Betracht ziehen, umfassende Informationen sammeln und ihre Entscheidungen gut überdenken. Ich bin mir bewusst, dass die Informationen und Protokolle, die ich weitergebe, nicht von allen Angehörigen der Gesundheitsberufe akzeptiert oder unterstützt werden. Bei einigen werden sie sogar Bauchschmerzen und mehr verursachen.

Jeder Mensch ist einzigartig, und was für eine Person funktioniert, kann aus verschiedenen Gründen für eine andere Person nicht geeignet sein. Jeder Mensch hat die Möglichkeit, sein Leben selbst zu gestalten. Es gibt viele Wege, man muss nur seinen eigenen finden und ihn konsequent gehen.

Schlusswort

M it diesem Buch habe ich versucht, dich an meiner Reise der letzten 10 Jahre teilhaben zu lassen. Mein Ziel war es, dir einen authentischen Einblick in meine Erfahrungen zu gewähren und zu teilen, wie ich meine Zukunft angehen würde, sollte ich erneut mit Krebs konfrontiert werden. Dabei habe ich darauf geachtet, die Komplexität meiner Erlebnisse so klar wie möglich darzustellen, ohne zu unter- oder zu übertreiben. Ich hoffe, dass dieses Buch dir helfen kann, deinen eigenen Weg vor dir klarer zu sehen. Sollte dies nicht der Fall sein, ermutige ich dich, persönlichen Rat und Unterstützung bei einem Arzt oder Therapeuten deiner Wahl einzuholen.

Ohne weitere Worte zu verlieren, möchte ich hier ein Zitat meines unsichtbaren und treuen Helfers mit dir teilen: *„In der Heilung liegt die Kraft der Veränderung. Möge dieser Erfahrungsbericht und Wegweiser im Kampf gegen den Krebs die Flamme der Hoffnung entfachen und Menschen dazu inspirieren, ihren eigenen Weg zur ganzheitlichen Gesundheit zu finden. Vertraue auf die unerschütterliche Kraft des menschlichen Geistes und die transformative Wirkung der Selbstheilung – ein Weg zurück ins Leben."*

In Liebe und unbekannter Verbundenheit,

Dein Michael